乐老护理服务标准流程

主编 周鸣鸣

苏州大学出版社

图书在版编目(CIP)数据

乐老护理服务标准流程 / 周鸣鸣主编. —苏州：苏州大学出版社,2019.3
　　ISBN 978-7-5672-2718-7

　　Ⅰ.①乐… Ⅱ.①周… Ⅲ.①老年人-护理-社会服务-标准-中国 Ⅳ.①R473-65②D669.6-65

中国版本图书馆 CIP 数据核字(2019)第 008329 号

书　　　名：	乐老护理服务标准流程
主　　　编：	周鸣鸣
责任编辑：	征　慧
装帧设计：	刘　俊
出版发行：	苏州大学出版社(Soochow University Press)
社　　　址：	苏州市十梓街1号　邮编:215006
网　　　址：	www.sudapress.com
E - mail：	sdcbs@suda.edu.cn
印　　装：	苏州市深广印刷有限公司
邮购热线：	0512-67480030　销售热线：0512-65225020
网店地址：	https://szdxcbs.tmall.com/(天猫旗舰店)
开　　　本：	710mm×1000mm　1/16　印张:12　字数:203千
版　　　次：	2019年3月第1版
印　　　次：	2019年3月第1次印刷
书　　　号：	ISBN 978-7-5672-2718-7
定　　　价：	58.00元

凡购本社图书发现印装错误,请与本社联系调换。服务热线:0512-65225020

《乐老护理服务标准流程》编委会

主　编 | 周鸣鸣

副主编 | 于淑梅　宁松毅　杨小仙

编　者 | 韩　萍　韩　雪　司　超　张晶晶　俞　玮
宋绍征　王春燕　陈　思　吴心雨　梁永春
田静静　赵春艳　李　丹　杨梦雪　尹　丽
王志敏　范维莹　柳许凡　裴　友　顾丽妍
穆会敏

插　图 | 谢小倩　刘子烟　王　珉　范玉婷

前　言

随着全球老龄化社会的到来,我国已经成为世界上老年人口最多的国家。近年来失能老年人人口增长迅速,据调查显示,我国失能老年人达 4 063 万人。但是目前国内对于失能老年人的能力范围认识尚浅,护理资源没有得到合理分配,造成过度护理或缺乏护理的现状。

荷兰"生命公寓"是享誉世界的知名养老机构,由荷兰养老专家汉斯·贝克于 20 世纪 90 年代率先倡导,主要是为了应对当时荷兰不断加剧的老龄化浪潮。"生命公寓"主张"快乐养老",它有三大核心"快乐养老"理念,一是"YES"文化,二是泛家庭文化,三是用进废退。"YES"文化认为:愉快的心情是治愈百病的良方,只要是合理的,不是明显对健康不利的,则对老年人提出的任何需求,都说"YES"!泛家庭文化是指:住在生命公寓里的所有人和在里面提供服务的医护人员、志愿者等都是大家庭中的一员。用进废退理念则主张鼓励老年人做力所能及之事,关注自己所能做的事情。在荷兰的"生命公寓"里,老年人不再是静静地被伺候着过日子,直到死亡来临,而是快乐养老,洋溢着生命的张力和芬芳。

本书在荷兰快乐养老核心理念的基础上,将荷兰埃文斯大学提出的国际先进养老护理标准与中国养老护理员国家职业标准相结合,同时根据我国的国情,由耘林培训中心和无锡太湖学院护理学院共同制定了中国特色快乐养老护理服务标准。本书采用漫画的形式,具体内容分为三大部分:老年人护理服务的基本知识、半自理老人护理流程、全护理老人护理流程。在保证知识连贯性的基础上,力求浓缩精练,突出针对性、典型性、实用性。

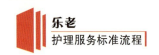

  本书的出版得到了耘林培训中心的大力支持,在此表示衷心的感谢!由于笔者编写水平和时间有限,书中难免存在不足之处,恳请广大养老护理员培训教师以及学员们提出宝贵意见,以便及时修订。

编 者

2019 年 1 月

目 录

第一章 老年人护理服务的基本知识

第一节 养老护理员工作认知 ………………………………………… 2
  一、养老护理员的职业简介 ……………………………………… 2
  二、养老护理员的工作内容(全程采用引导式照护) …………… 2
  三、养老护理员的职业道德 ……………………………………… 4
  四、养老护理员的礼仪规范 ……………………………………… 5

第二节 老年人护理基础知识 ………………………………………… 6
  一、老年人的生理和心理特征 …………………………………… 6
  二、老年人的护理要点 …………………………………………… 14

第三节 沟通 …………………………………………………………… 20
  一、个人档案 ……………………………………………………… 20
  二、语言性沟通 …………………………………………………… 22

第二章 半自理老人护理流程

第一节 体位转移和安全移动 ………………………………………… 35
  一、协助老人移向床头 …………………………………………… 35
  二、协助老人移向床边 …………………………………………… 37
  三、协助老人翻身侧卧 …………………………………………… 42

四、协助老人坐起 …… 49
　　五、协助老人站起 …… 51
　　六、协助老人从床上转移至轮椅(椅子) …… 56
　　七、协助老人坐下 …… 57
　　八、协助老人躺下 …… 57

　第二节　为老人穿脱(更换)衣裤 …… 59
　　一、协助老人脱开襟上衣 …… 59
　　二、协助老人脱套头上衣 …… 61
　　三、协助老人穿开襟上衣 …… 63
　　四、协助老人穿套头上衣 …… 65
　　五、协助老人脱裤子 …… 66
　　六、协助老人穿裤子 …… 68

　第三节　个人清洁 …… 72
　　一、清洁面部和双手 …… 72
　　二、清洁口腔 …… 75
　　三、假牙的养护 …… 77
　　四、头发的护理——梳头 …… 80
　　五、头发的护理——洗头 …… 82
　　六、足部的清洁 …… 85
　　七、协助老人沐浴——淋浴 …… 88
　　八、协助老人沐浴——盆浴 …… 91

　第四节　室内卫生 …… 94
　　一、视天气情况,开窗通风 …… 94
　　二、整理床铺 …… 94

　第五节　饮食照料 …… 99
　　一、协助老人进食 …… 99
　　二、协助吞咽困难的老人进食 …… 102

第六节　排泄照料 …… 106
一、协助老人排便 …… 106
二、使用开塞露帮助便秘老人排便 …… 109
三、使用腹部按摩法帮助便秘老人排便 …… 111

第七节　给药照料 …… 113
一、服用口服药 …… 113
二、煎中药的方法 …… 114
三、使用膏药的方法 …… 114

第八节　观察照料 …… 116
一、皮肤、头发、指(趾)甲的观察 …… 116
二、咳喘的观察 …… 118
三、血压的测量 …… 121

第九节　消毒 …… 125
一、日光消毒 …… 125
二、煮沸消毒 …… 125
三、浸泡消毒 …… 126
四、擦拭消毒 …… 127
五、洗手技术 …… 128

第十节　冷热疗法 …… 130
一、热水袋的使用 …… 130
二、冰袋的使用 …… 131

第十一节　睡眠照料 …… 133
一、促进睡眠的护理措施 …… 133
二、睡眠障碍老人的护理 …… 134

第三章　全护理老人护理流程

第一节　体位转移和安全移动 …… 138

一、协助老人体位转移和安全移动	138
二、平车搬运法	145
三、翻身叩背排痰法	147
四、压疮预防措施	149

第二节　为老人穿脱(更换)衣裤 …………………… 152
一、协助老人更换开襟上衣 ………………………… 152
二、协助老人更换裤子 ……………………………… 153

第三节　个人清洁 …………………………………… 155
一、清洁口腔 ………………………………………… 155
二、头发的清洁卫生 ………………………………… 157
三、床上擦浴 ………………………………………… 160

第四节　室内卫生 …………………………………… 164

第五节　饮食照料 …………………………………… 169
一、协助老人进食(不能下床的老人) ……………… 169
二、协助老人进食(吞咽困难的老人) ……………… 170
三、协助老人饮水(不能下床的老人) ……………… 171
四、协助老人饮水(吞咽有困难的老人) …………… 173

第六节　排泄照料 …………………………………… 174
一、帮助卧床老人在床上使用便盆 ………………… 174
二、帮助便秘老人排便法(开塞露使用方法) ……… 178
三、人工取便法 ……………………………………… 179

参考文献 ……………………………………………… 181

第一章

老年人护理服务的基本知识

第一节　养老护理员工作认知

一、养老护理员的职业简介

养老护理员是指对老年人日常生活进行引导式照料、护理的服务人员。养老护理员的基本任务是根据老年人的生理和心理特点及社会需要为老年人提供日常生活照料、疾病护理、陪伴照护、心理护理等服务。

二、养老护理员的工作内容(全程采用引导式照护)

(一) 日常照护

(1) 晨晚间照料：
- 协助老年人起床、洗澡、穿脱衣裤和整理床单。
- 帮助行动不便或者意识不清的老年人擦洗身体、洗脸、洗手、洗脚、清洁会阴部、梳头、整理床单等。
- 为老年人准备合适的早餐，同时鼓励老年人自己动手用餐。
- 合理安排老年人晚间活动，看书、看电视要适当，给老年人营造一个良好的睡眠环境。当老年人入睡之后，要注意老年人的安全(防坠床、防起夜跌倒)。

(2) 根据老年人饮食与营养现状评估，引导老年人共同制订健康饮食的计划，协助老年人合理进食、健康生活，保障老年人营养需求。

(3) 口腔护理：引导老年人晨起、入睡前和饭后自行刷牙漱口，为手部行动不便或意识不清的老年人进行口腔擦洗，有假牙的老年人要教会他们如何护理假牙和清洁口腔，预防口腔感染。

(4)遵照医嘱,提醒老年人按时服药。

(5)指导并协助行动有困难的老年人进行正确的体位转移,针对翻身有困难的老年人,要教会他们翻身的技巧或者配合技巧,鼓励其自己翻身,必要时为其翻身拍背。

(6)排便护理:为老年人制造良好的排便环境(适宜的室内温度、隐蔽的环境等),协助不能下床的老年人床上排便,教会老年人如何正确有效地排便,并及时清理排泄物,更换脏衣裤、床上用品,排完便,要及时给房间通风,保持房间清洁、无异味。

(7)定期给老年人修剪指(趾)甲(每周1次),剃胡须(隔日1次)。

(8)鼓励老年人进行日常生活能力训练。

(二)疾病护理

耐心细致地做好观察工作,随时注意观察老年人的健康和生活情况,及时发现、了解老年人生理、心理的不适,并配合医生和护士做好老年人患病时的治疗、护理工作。

(三)陪伴照护

(1)陪伴老年人参加社区活动,在活动过程中,让老年人增加社会融入感,体现社会价值。

(2)陪伴老年人就医、检查、进行日常康复训练、锻炼等。

(3)制造话题,用各种方式陪伴老年人,以减少老年人的孤独感。

(4)陪伴老年人做力所能及的家务。

(四)心理照护

(1)尊重老年人,认真倾听,了解老年人的生活经历和生活事件,便于更好地提供个性化的护理。

(2)对老年人通过各种方式表达出来的意见、建议、要求,要给予关注,及时上报。

(3)对待老年人需要耐心等待,不管是说话的时候还是做事的时候,杜绝催促。

(4)传达信息时要准确诚实,严禁采用欺骗、夸大事实、缩小危害等方式向老年人提供虚假信息。

(5) 换位思考：对待老年人的情绪变化以及建议，从老年人的角度思考问题。

(6) 制造话题：多关注老年人的兴趣爱好，多制造话题，减少老年人的孤独感。

(7) 环境布置：根据老年人的喜好以及个人情况，协助护理团队进行环境布置，促进老年人的身心健康。

(8) 尊重老年人的隐私：不随意谈论老年人的隐私，也不追问老年人的隐私。

三、养老护理员的职业道德

(一) 养老护理员职业道德的内涵

养老护理员的职业道德是指其在职业活动中应遵循的行为准则和道德规范，是规定养老护理员如何运用公共的行为标准，处理与老年人之间、与老年人亲属之间以及与同事和社会之间相互关系的基本准则。

(二) 养老护理员的职业守则

1. 尊老敬老，以人为本。

关爱老年人不仅是一种美德，更是一种义务与责任。"老吾老，以及人之老；幼吾幼，以及人之幼。"

在工作中要处处为老年人着想，在实际行动中体现以老年人为本的理念，从老年人的根本利益出发，满足老年人的合理需要，切实保障老年人的权益，让老年人体会到全社会对他们的尊敬和关怀。

2. 服务第一，爱岗敬业。

服务第一就是把为集体为他人工作放在首位，想老年人之所想，急老年人之所急，全心全意为老年人提供养老服务；爱岗就是热爱自己工作的岗位，热爱本职工作；敬业就是要用一种恭敬严肃的态度对待自己的工作。

3. 遵章守法，自律奉献。

遵章守法是说人们必须按照法律法规及纪律的有关规定做事。自律奉献，要求护理员在为老年人服务的过程中，处处为老年人着想，严格要求自己，积极进取，精益求精，不断提高养老护理服务水平。

四、养老护理员的礼仪规范

礼仪是指人们在日常活动中共同遵守的行为和原则，也是人们日常生活中不可缺少的内容之一，养老护理员的基本礼仪要求如下：

（一）仪容仪态

仪容仪态主要包括穿着打扮、行为举止和个人卫生等。在着装方面应得体，力求整洁大方，衣服各部位不要裸露太多，上门为老年人服务时应穿工作服，工作服被污染后要及时更换。

（二）行为举止

工作中要穿袜子、穿平底鞋，以防走动时发出声响，影响老年人休息。站立时应保持头正两肩外展，放松，挺胸收腹，立腰提臀，双腿并拢，两手轻握于腹部或下腹部，工作中要认真洗手，防止发生交叉感染。

（三）礼貌用语

语言是人类沟通的重要工具，使用得体可以促进人际关系的和谐发展，反之则影响人与人之间沟通的效果。养老护理员的用语一定要规范，而且要富有感情，语言内容要严谨高尚，语言要清晰，力求简洁，要礼貌地称呼老年人，切不可用很随便的用语向老年人打招呼。

第二节 老年人护理基础知识

一、老年人的生理和心理特征

(一) 老年人的生理特征

随着年龄的增长,尤其是步入老年阶段后,人体的各项生理功能会逐渐下降,各个器官系统都会出现不同程度的生理或病理性变化,许多疾病的发生率明显增高,或是出现一些特征性的病症。衰老涉及多个环节的、复杂的生物学过程,可分为生理性衰老和病理性衰老。两者往往同时存在,相互作用,形成一系列复杂变化,很难严格区分。衰老受个体和外界环境的影响很大,其速度、状态在不同个体之间存在明显差异。

通常认为60岁以后就进入了老年期,但随着生活水平和医疗保健水平的提高,人到了65岁以后才逐渐产生明显的老化趋势。其生理特点如下:

1. 身体外貌的变化。

老年人较明显的是外观的变化,如由于肌肉萎缩导致皮肤松弛,会在身体表面出现褶皱。皮肤表面还会出现较明显的呈片状或点状的褐色斑点,多见于手部和脸部,也有人称之为"寿斑"。

老年人指(趾)甲生长较慢,并且变脆、变厚,手掌及脚底皮肤角化过度,使皮肤茧变厚,指(趾)甲变形。由于脊柱纤维弹性变小,加之肌肉萎缩,身材会变矮,甚至出现驼背现象。

2. 感官的变化。

感官的变化使老年人对外界反应减少。主要表现如下:

(1) 视觉改变。由于眼球内晶体失去了弹性,眼肌调节能力下降而出现老花眼,造成视物模糊。此外,还容易出现白内障、角膜白翳、视野变小、瞳孔对光反应减弱等眼部疾病症状。

(2)听觉出现障碍。双耳听力阈值降低,对高频率的声音变得不敏感,听不清别人说话,常常答非所问,久而久之,不愿与别人交流,因而变得更加闭塞,反应更加迟钝。如果听力完全丧失,又不愿意借助听力设备来改善听力,就会对外界事物失去反应能力,心灵会更加孤独。对此,养老护理员要想方设法与他们进行沟通。

(3)味觉变化。由于舌苔变厚,味蕾减少,唾液分泌减少,也使味觉退化,总觉得吃什么都没有味道,因而喜吃甜、咸食品,觉得有味。此时,应特别注意适度控制糖量和食盐的摄入。

(4)皮肤感觉改变。除视觉、听觉、味觉变得迟钝外,皮肤感觉也随之减弱,所以,照料老年人时要注意防止冷、热和触觉的伤害。

3. 运动系统的变化。

(1)脊柱纤维弹性下降,身材变矮。

(2)肌肉韧带因运动减少而萎缩、变硬,纤维组织增生,肌肉力量减弱,肌弹性降低。

(3)易出现肌肉疲劳,腰酸腿疼,容易发生腰肌扭伤。

(4)骨骼明显改变。骨骼中有机物质减少或逐渐退化,出现骨质疏松,由于骨质变脆,极易发生骨折。常见的是手腕部骨折、坐骨骨折和股骨骨折。

(5)关节囊结缔组织增生、韧带退行性改变及组织纤维化,导致关节僵硬,活动不灵活。

4. 呼吸系统的变化。

老年人随着年龄的增长,肺脏功能及气管弹性减弱,呼吸功能减弱,肺活量下降,使其活动增加以后常感到呼吸急促,呼吸明显加快,有时还会伴有呼吸节律不齐、呼吸暂停等情况。

由于换气困难,老年人常常感到说话多时也会气促,所以,一次不能进行较长时间的谈话,特别是高声谈话比较困难,因此,与老年人交流时要有耐心。

由于呼吸功能的减弱,反射性咳嗽功能也下降,气管分泌物不易排出,致使老年人容易发生肺部感染、肺气肿、阻塞性肺部疾患,严重者发生呼吸衰竭。

另外,由于鼻腔黏膜、咽部淋巴组织萎缩,老年人也比较容易感冒,鼻腔内常

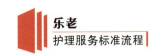

有清涕外流,养老护理员要及时协助清理。

5. 消化系统的变化。

牙齿松动、脱落,腮部凹陷,口腔闭合困难,导致说话不清楚。

消化系统变化的另一个特点是食物的消化功能减弱,容易引起消化不良,对各种营养素的吸收减少,常使老年人发生一些营养缺乏,如缺乏蛋白质、维生素、钙、铁等。同时老年人也容易发生大便秘结、排便困难等情况。

6. 循环系统的变化。

65岁以上的老年人心跳减慢,易出现期前收缩、心房颤动及传导功能的变化。

由于动脉硬化,造成动脉血管弹性减弱,血管内管腔狭窄,使血液流动的阻力增加,导致血压升高。同时,因冠状动脉口径变窄,供应心肌本身的血液减少,出现心脏本身供血不足,导致冠心病的发生。又因自主神经功能不稳定,对血管的调节功能差,容易发生直立性低血压。

7. 神经系统的变化。

(1) 脑组织逐渐萎缩。老年人随着年龄的增长,脑组织逐渐萎缩。

神经系统的进行性衰退的改变,使老年人对外界事物反应能力降低和对冷、热的反应不敏感,对疼痛的反应迟钝,使有些疾病的症状不容易被及时发现。因此,当老年人感觉身体某部位出现疼痛或不舒适时,要特别加以观察并详细询问,防止掩盖症状,延误病情,从而发生意外。

由于大脑的萎缩,老年人记忆力下降,特别是对近期的事记忆力明显下降。老年人可能对他小时候的事记得很清楚,而对刚发生的事,甚至半小时前服用的药、吃过的饭却记不起来了。在照料老年人的过程中必须对此有所了解,防止因误解而发生矛盾。

由于脑部萎缩或软化,使得老年人情感脆弱,有时不能自控,容易冲动,情绪变化大,在照顾老年人时要予以理解,并且要有耐心。

(2) 运动觉神经细胞萎缩、减少。老年人运动觉神经细胞萎缩、减少,运动觉能力下降,所以,多数老年人运动迟缓(与肌肉细胞的萎缩、减少也有关),一些保护性反射的反应也相对迟缓,给人以动作迟钝的印象。根据这些特点,安排老年人的生活环境时要注意以下几点:

① 地面要防滑,上下坡或上下台阶的地方要安装扶手,楼梯、台阶的高度和

跨度要小一些,以适合老年人的步幅。

② 由于老年人运动觉、视觉能力下降,经常发生踏空、摸空等情况,造成意外事故。因此,老年人居住环境中的床、柜、桌、椅、沙发、茶几、马桶、洗手池等设施,应适合老年人肢体活动的距离,以免发生意外。

③ 平衡觉下降。老年人平衡觉神经细胞萎缩、减少,平衡能力下降,有的老年人从卧位猛然坐起时常头晕,天旋地转,就是因为平衡觉能力下降。根据这个特点,在照顾老年人时动作要轻缓,起、卧的速度不要过快,以防老年人不适或跌倒。老年人因生理原因,大多数有起夜的习惯,要特别注意行动不要过快,先慢慢起来,在床边坐一会儿,当眼睛已适应黑暗、头不晕时再如厕,便后也不要急于站起,动作也要缓慢。此外,老年人踝部的反射迟钝,走路、站立姿势不稳,抬脚困难,容易扭伤足部,所以,老年人的住所要尽量平坦、少台阶、无障碍。

8. 泌尿系统的变化。

老年人对水电解质调节功能降低,使老年人易脱水,甚至导致心功能衰竭。

老年人膀胱的尿容量减少,膀胱肌肉萎缩,排尿收缩能力减弱,膀胱残余尿量增多,常使老年人发生尿急,排尿次数增加,尤其夜尿次数增加,甚至出现尿失禁。

老年男性因前列腺肥大,有时感到排尿困难,特别是慢性前列腺肥大,有可能造成尿潴留。

老年女性因尿道短,加上尿道肌肉萎缩,括约肌收缩不良,从而易发生压力性尿失禁和尿路感染。

9. 内分泌系统的变化。

在衰老的过程中,甲状腺和促甲状腺激素的合成和分泌减少,使甲状腺的效应功能减退。另外,老年人胰岛素的生物活性明显降低,易患糖尿病。

10. 免疫系统的变化。

免疫功能衰退是老年人生命过程中最明显的特征之一。机体在衰老过程中免疫反应的能力下降,免疫细胞间相互调节失去平衡,导致整个免疫功能紊乱与衰退。免疫功能不足可对老年人的健康产生极为不利的影响,使多种传染病、新老感染性疾病与非感染性疾病的发病率和病死率均提高。

(二) 老年人的心理特征

老年人的心理变化是指心理能力和心理特征的改变,包括感知觉、记忆力、智力、思维和人格特征及情感意志。老年人的心理变化特点主要表现在以下几方面：

1. 感知觉的变化。

随着老化，老年人的感觉器官逐渐衰退，出现老花眼、听力下降、味觉减退等，这些都会给老年人的生活和社交活动带来诸多不便。例如，由于听力下降，容易误听、误解他人的意思，出现敏感、猜疑、易发生定向力障碍，影响其对时间、地点、人物的辨别等。

2. 记忆力的变化。

老年人记忆力变化特点为：有意记忆为主，无意记忆为辅；近事容易遗忘，而远事记忆尚好；再认能力可，回忆能力相对较差，有命名性遗忘；机械记忆不如年轻人，在规定时间内速度记忆衰退，但理解性记忆、逻辑性记忆尚可。记忆力与人的生理因素、健康精神状况、记忆力的训练、社会环境等相关。

3. 思维的变化。

思维是人类认知过程的最高形式，是更为复杂的心理过程，但由于老年人记忆力的减退，无论在概念形成、解决问题的思维过程还是创造性思维和逻辑推理方面都受到影响，而且个体差异较大。

4. 人格的变化。

人到了老年期，人格（即人的特性或个性，包括性格、兴趣、爱好、倾向性、价值观、才能和特长等）也逐渐发生相应改变，如由于记忆力的减退，说话重复唠叨，再三叮嘱，总怕别人和自己一样忘事；学习新事物的能力下降、机会减少，故多根据老经验办事，保守、固执、刻板，因把握不住现状而易怀旧和发牢骚等；因对健康和经济的过分关注与担心，故易产生不安与焦虑等情绪。

5. 情感与意志的变化。

老年人的情感和意志的变化过程因老年人的社会地位、生活环境、文化素质的不同而存在较大差异。老化过程中情感活动是相对稳定的，即使有变化也是因生活条件、社会地位的变化而造成的，并非年龄本身所决定的。

（三）老年人常见的心理问题与护理

1. 孤独。

孤独是一种心灵的隔膜，是一种被疏远、被抛弃和不被他人接纳的情绪体验。

（1）表现。

孤独、寂寞、社会活动减少会使老年人产生伤感、抑郁情绪，精神萎靡不振。当体弱多病、行动不便时，上述消极感会明显加重，久之，机体免疫功能降低，容易导致躯体疾病。有的老年人会因孤独转化为抑郁症，而产生自杀倾向。

（2）预防与护理。

① 社会予以关注和支持：社区应经常组织适合老年人的各种文体活动，如广场交谊舞、打太极、书画剪纸比赛等，鼓励老年人积极参加；对于卧病在床、行动不便的老年人，社区应派养老护理员定期上门探望。

② 子女应注重精神赡养：帮助老年人的子女了解老年人的孤独心理，让子女要多注重对父母的精神赡养，尽量常回家看望老年人，与父母进行感情和思想的交流。

③ 老年人需要再社会化：帮助老年人积极、适量地参加各种力所能及的、有益于社会和家人的活动，在活动中扩大社会交往，做到老有所为，既可减轻老年人孤独与寂寞的感觉，更使其从心理上获得生活价值感的满足，增添生活乐趣。

2. 自卑。

自卑，即自我评价偏低，它是一种消极的情感体验。当人的自尊需要得不到满足，又不能恰如其分、实事求是地分析自己时，就容易产生自卑心理。

（1）表现。

一个人形成自卑心理后，往往从怀疑自己的能力到不能正确表现自己的能力，从怯于与人交往到孤独地自我封闭。本来经过努力可以达到的目标，也会认为"我不行"而放弃追求。他们看不到人生的光明和希望，领略不到生活的乐趣，也不敢去憧憬美好的明天。

（2）预防与护理。

应为老年人创造良好、健康的社会环境，尊老敬老；鼓励老年人参与社会，做力所能及的事情，实现自我价值；对生活完全不能自理的老年人应注意保护，在不影响其健康的前提下，尊重他们原来的生活习惯，使老年人的需要得到满足。

3. 焦虑。

焦虑是一种内心紧张不安，预感将要发生某种不利情况而又难以应付的不

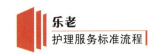

愉快的情绪体验,焦虑过程伴有一系列复杂的心理、生理和动作行为反应。正常的焦虑情绪是人类的一种保护性行为,但长久、过度地没有明确客观对象和具体观念内容的焦虑和担心则会导致焦虑障碍。

(1) 表现。

焦虑有如下三个方面的表现:

① 情绪障碍:表现为大祸临头的恐惧、激动、注意力缺乏;

② 躯体障碍:表现为心悸、呼吸困难、震颤、出汗、眩晕和胃肠功能紊乱;

③ 社会行为障碍:表现为寻求安全的人物或地点,反之,厌恶离开安全的人物或地点。

(2) 分类。

① 临床类型:

· 惊恐发作:也称急性焦虑。老年人发作时突然感到不明原因的惊慌、紧张不安、心烦意乱、坐卧不安、失眠,或激动、哭泣,常伴有潮热大汗、口渴、心悸、气促、脉搏加快、血压升高、尿频、尿急等躯体症状。严重时,可以出现阵发性气喘、胸闷,甚至有濒死感,并产生妄想和幻觉。急性焦虑发作一般持续几分钟到几小时,之后症状缓解或消失。

· 广泛性焦虑障碍:为一种焦虑的慢性持续状态,主要表现为经常提心吊胆,有不安的预感,平时比较敏感,处于高度的警觉状态,容易激怒,生活中稍有不如意就心烦意乱,易与他人发生冲突,注意力不集中,健忘,等等。

② 病种类型:恐惧症;社交焦虑障碍;恐慌症;陌生环境恐惧症;广泛性恐惧;病毒恐惧;身体恐惧;强迫症等。

(3) 预防与护理。

① 心理健康教育:对老年人进行有关本病的症状和药物副作用等相关知识的教育,有助于老年人对疾病的了解,缓解他们对健康的过度担心,增进医患配合,增加老年人对治疗的依从性。

② 认知行为疗法:包括焦虑处理技术与认知重建两种方式。心理医生可以通过让患者回忆、想象焦虑时的场景诱导出焦虑,然后通过放松训练来减轻紧张和焦虑的躯体症状,从而改善患者的焦虑情绪。同时,心理医生也可通过帮助老年人了解其不良的认知模式,寻找负性自动思维,纠正不良信念,进行认知重建,提高自信,以达到改善焦虑情绪的能力。

③ 情绪表达：引导老年人正确表达自己的情绪，指导他们用多种形式释放自己的压力，舒缓自己的情绪。

④ 群组治疗：鼓励有相同境遇的老年人聚在一起互相倾诉，减轻自己内心的压力；老年人通过分享彼此的治疗经历，借鉴他人有效的治疗方法进行尝试，互相鼓励支持，达到共同进步的目的。

4. 抑郁。

抑郁是一种极其复杂、正常人也经常以温和方式体验到的情绪状态；只是作为病理性情绪，抑郁症状持续的时间较长，并可使心理功能下降或社会功能受损。

（1）表现。

抑郁是老年人常见的临床综合征，以情绪低落、兴趣和动力缺乏、过度疲劳为核心症状，常伴焦虑、自责自罪、自杀观念和行为、思维迟缓、精神运动性抑制等心理症候群，以及失眠、精力丧失、食欲、体重下降等躯体症候群，也可伴有精神病性症状，如幻觉、妄想等。

（2）分类。

① 单相抑郁：指整个疾病过程中只有抑郁发作，即反复发作抑郁，没有躁狂发作。

② 双相抑郁：指双相障碍的抑郁发作，即在整个疾病过程中既有抑郁发作，又有躁狂或轻躁狂发作。

明确区分单相抑郁和双相抑郁具有重要的临床实践意义。因为两者的治疗方法不同，预后也不同。不恰当地使用抗抑郁剂有导致从抑郁发作转向躁狂发作的风险，使病情恶化。在临床上，双相抑郁的误诊及漏诊问题十分突出，在病史询问时要关注既往有无躁狂发作的表现。

（3）预防和护理。

老年抑郁的治疗目标包括降低自杀与自伤的风险、抑郁症状缓解（或临床治愈）、恢复病前功能、整体综合治疗（包括治疗躯体疾病）以及预防复发。

抑郁早期先进行身体康复，如引导老年人多外出活动，保证有足够的日照时间；鼓励老年人多参与社会活动，增加社交；养老护理员还应关注老年人的饮食与营养，合理搭配，应多食蔬菜和水果。同时，良好的睡眠也是改善抑郁的最有效的措施之一。

抑郁晚期应当及时介入药物治疗，需要注意的是：药物治疗需要 4~6 周才能见效,会产生许多不良反应,如焦虑、头痛、注意力不集中、胃肠道反应等。特别是老年抑郁症患者多伴有躯体疾病,因此需要重视共病躯体疾病的老年抑郁症患者的抗抑郁药使用。药物治疗无效或不能耐受者和有自杀企图者须采用电休克治疗。

同时,养老护理员在照护过程中需要注意以下几个方面:

① 养老护理员要重视老年人的抱怨,给予老年人一定的回应,让老年人觉得自己受到关注;

② 抑郁的康复是一个循序渐进的过程,治疗效果不会立竿见影,养老护理员应当耐心陪伴老年人;

③ 养老护理员与老年人沟通或进行护理操作时应放慢速度,等待老年人的回应;

④ 抑郁带有"传染性",养老护理员在照顾患有抑郁的老年人时,要注意自己的情绪管理,保持乐观开朗的心态。

二、老年人的护理要点

人口老龄化是一个全球的普遍现象。随着年龄的增长,大多数慢性、退行性、进展性疾病的发生也呈递增及指数式增长趋势,同时这些疾病导致并发症的概率也在提高,医护人员正面临着一个"新"型患者群体。老年人变得越来越不同,因此,老年人的护理应该做到个体化和精细化。然而针对老年人的个体化、精细化护理,没有一个有效的护理模式可循。

(一) 保持老年人身体清洁

一些高龄患病的老年人在日常生活中,经常不能自己保持个人的清洁卫生,需要养老护理员的帮助。

(1) 每日护理。

为保持老年人口腔的清洁,除了每日早晚协助老年人刷牙外,饭后还要督促老年人用温水漱口;对没有牙齿的老年人要督促其早晚和饭后用温水漱口;对于戴有活动假牙的老年人,要注意假牙的护理,协助老年人睡觉前将假牙摘下,以防在睡眠中假牙脱落,阻塞呼吸道,发生窒息。假牙清洗过后晾干,置于干燥、通风处保存。每晚睡前要为老年人洗脚,天气热时还要为老年人擦身或洗澡。

(2)每周护理。

每周要为老年人洗头、洗澡1~2次,内衣每天更换,床单每周更换1~2次。衣服、被褥若被打湿或弄脏要及时更换,以保持皮肤的清洁卫生。

照护细节上根据季节变化和老年人的习惯做相应的调整。

(二)注意压疮的预防

对于不能自己活动或长期卧床的老年人,除了要保持床铺平整、清洁外,还需要定时更换卧位,一般至少2 h翻身一次。协助老年人翻身后要观察老年人的皮肤有无压疮的情况,若皮肤有受压的迹象,应缩短翻身间隔的时间,并及时采取压疮的预防措施。对肢体有瘫痪、大小便失禁的老年人,要随时协助其更换床单、被褥,以保持老年人身体的清洁和舒适,避免发生压疮。

(三)细心照顾老年人的衣着

(1)老年人的衣服应柔软、宽松、合体、保证穿、脱方便,并且随天气的变化随时增减衣服。春季,气候多变,早晚温差比较大,过冬的衣服不要过早脱下;夏天适宜穿透气散热好、吸湿性强的布料衣服;秋天也不要过早穿上棉衣,让身体逐渐适应寒冷,增强机体抵抗力;冬季适宜穿宽松、柔软、轻便、有弹性、保暖御寒性好的衣服。

(2)老年人外出时要戴帽子。冬季戴帽可避免受凉;夏季戴帽可遮挡阳光,避免面部皮肤被灼伤。

(3)老年人鞋袜要舒适。夏天适宜穿轻便、宽松的布鞋或软牛皮轻便鞋;冬季适宜穿保暖性能好、轻便、防滑舒适的棉鞋,以便保暖和防止摔伤。老年人的袜子应为宽口的棉制品,以免袜口过紧而影响下肢血液循环,引起不适。

(四)对老年人排泄的照顾要熟练、耐心

老年人排泄功能易发生异常情况:老年人活动少,肠蠕动减慢,再加上平时进食、饮水不足,食物过于精细,所含粗纤维少,容易发生便秘。老年人也容易因饮食不当或疾病而导致腹泻。个别老年人因衰老、疾病或肛门、尿道括约肌的神经功能失调而造成大小便失禁等。

以上这些排泄异常的老年人,若得不到有效照顾,将引发各种并发症,对其身心健康造成很大伤害。

因此,养老护理员不但需要有熟练的照顾技巧,还要有高度的责任心、耐心

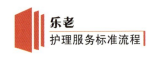

和良好的心理素质。

(五) 老年人的睡眠时间要充足

老年人由于大脑皮质的抑制过程减弱,所以躺下后不易很快入睡,睡眠不深不熟,夜间醒来的次数多,因此需要延长睡眠时间来弥补。

白天应保持室内明亮,日照充足,多进行活动,以保证夜晚睡眠。晚上睡眠时,养老护理员应注意睡眠环境的调节和老年人身体的舒适,以保证老年人有良好的睡眠质量和足够的睡眠时间,消除身体疲劳,促进舒适,增强机体的抗病能力,达到预防疾病和延年益寿的作用。

(六) 及时发现老年人睡眠障碍

睡眠障碍是老年人经常发生的健康问题,如失眠、早醒、入睡困难等。睡眠障碍常使得老年人身心疲惫、焦虑、精神恍惚,甚至导致其他疾病的发生,养老护理员需要仔细观察,及时发现老年人的睡眠问题,并能及时找出影响老年人睡眠的原因,以便妥善地帮助老年人,使老年人得到充足的睡眠。

(七) 老年人感官系统的功能下降

老年人与外界沟通困难,长此以往会对其身心健康造成不良影响。应设法帮助他们,弥补因视力、听力减退而造成的困难,具体做法如下:

(1) 视力不好的老年人要配戴合适的眼镜,对视力有障碍的老年人要给予照顾。

(2) 对听力下降的老年人应选择适当的沟通技巧,如说话要清楚、耐心,必要时让老年人配戴助听器。另外,还要提醒这些老年人不要随便掏耳朵,特别是不可使用锐利的物品掏耳朵,避免扎伤耳内的皮肤引起感染。

(八) 老年人免疫功能下降,易发生感染性疾病

老年人机体免疫功能下降,感染性疾病的发生率明显高于年轻人,尤其是呼吸系统与泌尿系统感染性疾病,因此,在养老护理员照顾老年人的过程中要注意预防感染。注意老年人的保暖;重视口腔及身体各部位的清洁卫生;经常对老年人生活的环境进行清洁;注意饮食卫生,餐前、便后为老年人洗手;指导老年人不要随地吐痰、注意经常洗手等;能自理的老年人要鼓励其坚持做力所能及的事,用进废退;养老护理员在照顾老年人前后也要认真洗手。

在有疾病流行期间,告诫老年人不要去人群密集的地方,外出归来也应注意

洗手和漱口。

(九) 老年人机体反应能力下降，患病不易被发现

由于机体反应低下，老年人患病后常没有典型的临床症状，使得老年人患病不易被及时发现，也容易被忽略或误诊，从而不能及时治疗，延误了病情。

因此，养老护理员应随时注意观察老年人的身体状况，即使是最细微的表现，也要引起重视。如老年人食量减少、尿量增多或睡眠时间延长、精神不振等，都要引起注意，及时报告医护人员。

(十) 老年人的饮食原则

老年人的合理营养，除了要通过食物调配提供满足机体的热能和各种营养素外，还要有合理的膳食制度和合理的烹调方法，三者兼顾才能达到合理营养的目的。平衡膳食是合理营养的核心，亦称为合理膳食，即根据用膳者对热能与营养素的需要而提供各种比例适中、配合恰当的营养素。

1. 保证足够的营养。

老年人的许多疾病往往是由于营养不良造成的，因此，要保持营养的平衡，应适当限制热量的摄入，保证足够的蛋白质、低脂肪、低糖、低盐、高维生素和充足纤维素的食物。

2. 食物要多样化。

合理搭配主副食，荤素搭配，粗细兼顾，不偏食。

3. 合理烹调。

老年人由于消化机能减弱，咀嚼能力也因为牙齿松动和脱落受到一定的影响，因此，食物加工应松细、软烂和清淡，烹调时宜采取蒸、煮、炖、煨等方式，少用煎、炸，同时要注意食物的色、香、味，既易消化又能提高食欲。

4. 食物温度适宜。

老年人消化道对食物的温度较为敏感，饮食宜温偏热。两餐之间或入睡前可用温热饮料，以解除疲劳、温暖身体而利于睡眠。

5. 良好的饮食习惯。

根据老年人的生理特点，可以适当增加餐次，以少量多餐取代多量三餐制，以适应老年人肝糖储备减少、消化吸收能力降低的情况。避免暴饮暴食，饥饱不均，应遵循"早吃好，中吃饱，晚吃少"的原则，晚餐不宜过饱，以免膈肌上升，影响

心肌供血,且如果多吃了富含热能而又较难消化的蛋白质和脂肪会影响睡眠。进食时应细嚼慢咽,使食物与消化液充分混合,易于消化吸收,少吃生冷硬食物及油腻煎炸食物。

6. 注意饮食卫生。

防止病从口入,应做到饭前、便后洗手,食用瓜果、蔬菜时要洗净消毒,防止细菌和农药污染,食物必须新鲜,避免食用霉烂变质的食物,不吃烟熏、腌制食物,餐具要清洁干净,定期消毒。

7. 合理补充无机盐和水分。

适当食用海产品等含无机盐丰富的食品,养成饮水习惯。

(十一) 老年人的合理膳食

1. 食物多样化。

主食应提倡米、面和杂粮混食,食物多样化对利用蛋白质的互补作用、提高主食中蛋白质的生理价值是十分有益的。副食要荤素搭配,以素食为主,配有适量瘦肉、鱼、禽、蛋、豆制品,以补充优质蛋白和脂溶性维生素。

2. 多吃新鲜蔬菜和水果。

老年人多吃水果和蔬菜,可保证维生素及微量元素的供给,其中蔬菜和水果的膳食纤维有促进胃肠蠕动的作用,可防止粪便在肠内的滞留,这对预防便秘和肠道肿瘤的发生有一定作用。

3. 经常食用海产品。

鱼类含有丰富的优质蛋白,对老年人的身体十分有利。另外,海带、紫菜等海生植物,不但含有丰富的钙、铁,而且对防止动脉硬化,减少脑血管意外的发生也有一定作用。

4. 食物要清洁、不变质,制作应精细。

选择食物原料时要注意其质量、颜色,应选新鲜、营养素齐全、维生素破坏较少的食物。烹制食物应适合老年人食用,如菜、肉等要切碎、煮烂。也可根据老年人的进食习惯,将食物切成不同的形状,以便于老年人食用。制作时尽量避免油炸食物。在食物制作过程中要注意卫生,规范操作程序。

5. 吃饭要定时定量。

吃饭要定时定量,合理分配三餐的食量。每餐不宜过饱,晚饭要吃少,尤其不可暴饮暴食,以免加重心、肾的负担。吃饭要细嚼慢咽。食物的温度要适宜,不可过热或过冷。

6. 食物宜清淡少盐。

经常吃高盐食物与高血压的发生有密切关系,每日吃清淡的食物可减少高血压、心脏病的发生率。一般每天食盐的摄入量不超过 10 g。应少吃辛辣或刺激性强的食物;饮酒过量增加意外伤害和高血压中风的可能,若喜欢喝酒,则可饮用少量的红葡萄酒,但是不可酗酒;少吸烟或不吸烟。

7. 可选用预防衰老的食品。

抗衰老的食品种类很多,最常见的有花生、蜂王浆、花粉食品、芝麻、枸杞子、甲鱼、燕麦、木耳等。

第三节 沟 通

一、个人档案

(一) 个人档案的内容

1. 个人健康档案。

个人健康档案是记录、描述与个人健康有关的资料,包括以问题为中心的个人健康问题记录、制订健康保健与康复指导和以预防为导向的周期性健康检查记录。

(1) 个人健康档案内容。

- 基本资料:包括姓名、年龄、出生日期、身高、体重、血压等。
- 主要健康问题:记录老年人生理或心理的不适主诉(老年人自己叙述自己的症状或体征、性质,以及持续时间等内容)。
- 问题描述:以"SOAP"方式进行记录。

　　S:代表老年人提供的主观资料,运用沟通技巧进行资料的收集。

　　O:代表客观资料,即医务人员在诊疗过程中所观察到的老年人的资料。

　　A:代表评估,是描述的关键部分,是医生对老年人疾病及问题的评价。

　　P:代表计划,邀请多方团队共同探讨得出针对每个老年人每个问题的个性化计划,包括鉴别诊断计划、处理计划、康复计划、健康指导计划等。

(2) 记录形式。

病情时间轴:以时间轴的形式排列老年人产生健康问题的时间顺序,其涵盖了老年人一生的各种疾病,既保证了连贯性,又保证了全面性。

(3) 健康检查记录。

建议老年人定期进行相应的健康检查并记录。

- 一级预防:以无症状的老年人为对象,尽早发现病灶及危险因素,进而加以防治为目的。
- 二级预防:以有症状未确诊的老年人为对象,及时检查,了解老年人的身体情况,配合自我管理,防止病情恶化或延缓病情进程,以预防病情恶化为目的。
- 三级预防:以慢性病老年人为对象,及时检查病情,配合自我管理,防止病情恶化或延缓病情进程,以预防病情恶化为目的。

2. 个人人生档案。

事件时间轴:根据人生发展阶段划分为七大块:婴幼儿阶段、学龄前阶段、学龄阶段、青少年阶段、青年阶段、中年阶段和老年阶段。

个人人生档案中收集了每个阶段关于老年人的重要时刻,记录在册,方便养老护理员更了解老年人,也为日后老年人回忆往事提供依据。

- 兴趣爱好:了解老年人的兴趣爱好,并尽可能帮他们完成,使老年人提升社会价值感。
- 喜恶习性:老年人经历了大半生,会产生一套独有的价值观和人生观,养老护理员要了解老年人的喜恶习性,以便于日后照护工作的开展。
- 生活习惯:根据老年人的生活习惯,建议老年人改正不良的生活习惯,同时根据老年人的身体状况,提供合理的日常保健指导。
- 个人癖好:有些老年人会比较执着于做某些事情,比如爱收集小物品等,在常人眼里会觉得很怪异,但是对于老年人来说可能会觉得很正常,不能用带有主观色彩的思想去评价老年人的行为。
- 重大事件:凡是能够引起老年人欣喜、暴怒或者其他情绪波动的事件都可以称为重大事件,而不是我们平常所理解的大事件。我们应更加关注细节对老年人的影响,并记录在册,从而能够了解这些事件背后的原因,更加理解老年人,为老年人提供更好的服务。

(二)个人档案的管理

1. 个人档案管理的意义。

个人档案管理的目的是为了更好地了解老年人基本健康状况及其变化和趋势,有效地开展医疗、预防、保护、康复以及健康教育个性化服务,所以,应该科学地利用各种能够促进管理效果的技术或者方法等。

2. 信息化档案管理。

做好健康档案管理工作,离不开统一的信息发展规划、相关的管理技术标准和技术规范,以及切实可行的档案信息化管理软件。包括以下几个方面:

(1) 改进社区健康档案管理规章。

(2) 对具体社区的相关资料进行权责划分。

(3) 健康档案的动态管理。

(4) 严控个人信息档案的隐私保护。

二、语言性沟通

沟通是人类借助于共同的符号系统(包括语言符号和非语言符号)获得信息,彼此传递和交流信息的个人行为和社会互动行为,是人类有意识的活动。

(一) 沟通的性质与特点

沟通是"通"彼此之理,是人与人传达思想、观念或交换情报、信息的过程。人际沟通就是通过分享信息、传达思想、交流意见、说明态度、显示情感、表达愿望来达到目的,显示人生的价值。养老护理员与老年人在面对面的健康教育活动中,运用语言性和非语言性沟通技能来传递健康信息,使双方充分交流,达成共识。

在沟通行为和沟通活动中,信息互动涉及七个要素,即信息发送者、信息接收者、引发沟通的客观事物、沟通渠道和载体、反馈、沟通背景。

(1) 信息发送者:是沟通的主动方面,在沟通的过程中,养老护理员一般承担着这一角色,当双方产生沟通与交流的需要时,养老护理员主动与老年人交流,得到所需要的信息,使沟通得以进行。

(2) 信息接收者:是发送者的信息传递对象,由于沟通常常是一种分享的过程,所以大多数情况下,发送者和接收者会在同一时间既发送又接收。在养老护理员和老年人交流过程中角色常常会发生转换,使沟通形成双向反馈,产生良好的沟通效果。

(3) 信息和渠道:信息就是发送者所发出的内容,它需要通过一定的渠道才能实现传递。在面对面沟通中,信息传播的渠道主要是声音和视觉,我们可以通过相互倾听和观看来获取信息,还可以通过非语言符号,如握手(接触)、着装(视觉)、语气(声音)等来达到目的,因此它在健康教育与健康促进中影响力很大。渠道的主要任务是保证沟通双方信息传递所经过的线路畅通。在沟通中,养老护理员的音、容、笑、貌都可能成为沟通的渠道和载体。

(4) 反馈:是接收者对信息的反应,它反映出老年人对信息的理解程度和接收情况,显现沟通的效果。养老护理员可以根据反馈的信息进行再次沟通。反馈是双向的,沟通的任何一方都在不断地将信息回送给另一方,因而双方都可能是信息发送者和接收者。

(5) 背景:又称情境。沟通总要在一定的背景下进行,沟通背景会对沟通的效果产生影响。它包括下列几个方面:

① 物理背景,即沟通进行的时间、地点和距离等。

② 社会背景,即沟通者的身份、关系、其他在场的人等。

③ 心理背景,即沟通者当时的情绪状态和感情。

④ 文化背景,即沟通者受教育的程度、信仰、价值观等。

⑤ 历史背景,即以往的人和事与此次沟通的关系。

(二) 沟通的作用

1. 对老年人的充分了解。

沟通与交流的技巧是十分重要的。只有通过有效的沟通与交流,才能获得客观、真实、全面的资料,并制定出切实可行的个性化方案。

2. 增进双方的信任和尊重。

收集老年人资料的目的是更好地了解老年人,为老年人制作最有益的个性化方案,信息采集的成功与否,将取决于双方之间是否存在相互信任和尊重。

3. 提供个性化方案的基础。

通过有效的沟通与交流,了解老年人的需求及兴趣,明确老年人的健康信念与态度,促进个性化方案的有效开展。

4. 给老年人带来安全感。

养老护理员的责任之一是督促老年人完成个人健康保健或康复计划,而养老护理员对老年人的充分了解,将使养老护理员所提供的措施更有针对性、更为

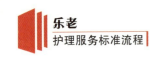

有效,同时可大大促进健康保健或康复计划的执行。

(三) 影响沟通与交流的因素

1. 社会与文化差异。

养老护理员与老年人或家属之间存在着社会与文化的差异。构成这一差异的因素是由于不同的伦理道德、社会经济地位、文化或宗教信仰、性别、民族、年龄以及文化程度等各种社会因素和个人因素。这些社会和文化的差异经常反映在健康问题上,表现为对卫生、健康、营养、生育等问题的不同观念。所以,养老护理员需认识和理解这种社会和文化差异,尽可能地克服或缩小这些差异的干扰,才能使沟通有效进行。

2. 沟通对象的消极态度。

在实际工作中,常常出现养老护理员满腔热情地试图与老年人建立良好的沟通关系,而对方并不积极响应,甚至对养老护理员不理不睬。老年人出现这种情况的可能原因是:

(1) 身患病痛,处于衰弱或痛苦之中;

(2) 感情陷于压抑等;

(3) 对自身健康持无所谓态度;

(4) 对健康教育内容缺乏兴趣;

(5) 对养老护理员的不信任或有反感情绪。

3. 理解力和记忆力低下。

沟通对象文化程度不同、文盲或半文盲、有智力障碍、养老护理员说话较快较轻或带有明显口音、老年人无法理解养老护理员所说的内容、老年人理解力和记忆力已减退等,都可能成为沟通不畅的原因。在这种情况下,养老护理员不可勉为其难,可采用与家属沟通等方法加强沟通,达成理想的结果。

4. 矛盾的信息。

老年人从不同的渠道获得不同的信息,由于选择性心理因素的干扰,这种矛盾的信息往往成为双方沟通的障碍。养老护理员应向老年人或家属做好解释,以排除沟通中的障碍。

5. 沟通时机不当。

如对癌症老年人,在其未能接受患病事实的情况下即进行癌症治疗与配合的指导,必然会增加老年人的心理压力,产生适得其反的效果,从而难以取得老年人对治疗的配合。

(四)谈话方法与技巧

谈话是养老护理员开展沟通活动的基本手段。通过谈话,养老护理员可以向病人或家属传递健康知识或技术,领悟交流双方的情感和意愿,阐释对老年人所提问题的理解和看法。

1. 谈话过程中的注意事项。

(1)谈话的内容要有针对性。

养老护理员要了解老年人的需求和意愿,有针对性地解答老年人的疑虑或问题。

(2)谈话的语言要通俗易懂。

老年人或家属的文化程度不同,对问题的理解能力也不一样。谈话之前,养老护理员应对这些有所了解,要尽量使用通俗易懂的语言与老年人或家属进行交流。

(3)语速要适中。

谈话的速度太快,会使老年人感到理解吃力;而语速过慢,也会使老年人感到养老护理员对其关心不够。双方交流一般宜采用中等语速。当感到老年人有不明白的地方时,要用适当的语速重复谈话内容。

(4)谈话过程中要注意倾听。

养老护理员与老年人或家属的交流一般以养老护理员谈话为主,但也必须注意倾听老年人或家属的陈述。一方面,要保持谈话主题的完整性与连续性;另一方面,也要及时将谈话内容与老年人的问题联系起来,使老年人或家属感到亲切和被尊重。

(5)谈话内容要客观。

养老护理员与老年人或家属的交谈所接收到的信息容易主观化,信息主观化对老年人个性化方案的制订会有偏颇,对于收集的信息,应客观描述,必要时配上老年人主诉情况。很多内容将涉及老年人病情的预后,养老护理员更要客观、如实地对此做出评价,目的是使老年人或家属树立战胜疾病的信心。

(6)谈话的态度要诚恳。

要使老年人或家属感受到养老护理员的关心和尊重,既要有效地运用语言

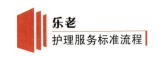

沟通的技巧,使对方尽快理解谈话的内容,也要注意用眼神、表情等非语言手段传递对老年人的关心信息。必要时,要使用触摸的方式,使老年人的心情得以平静,并感受到养老护理员的爱护和温暖。

2. 问话方法与技巧。

问话也叫提问,是沟通中的基本工具,具有十分重要的作用,它不仅是养老护理员收集信息与核实信息的手段,而且可以引导护患交流围绕健康教育主题而展开。精于提问是一个养老护理员的基本功,提问的有效性决定着收集资料的有效性。

问话一般分为封闭式问话与开放式问话两种类型。

(1) 封闭式问话。

封闭式问话是一种将问话对象的应答限制在一定范围内的提问。问话对象可以直截了当地作出回答。养老护理员可迅速获得所需要的信息,节省时间。但这种问话在交流中的作用有限,老年人得不到充分表达自己的想法和感情的机会,养老护理员也不能获得提问范围以外的信息。

(2) 开放式问话。

开放式问话的范围较广,对问话对象的回答不加限制,可充分表达自己的观点、意见、想法和感受,回答者有较多的自主权,养老护理员也能获得更多、更全面、更深入的信息。

开放式问话需要较长的时间,事先要做好安排。老年人回答开放性提问并不是一件轻而易举的事,一般需要经过思考,这就要求养老护理员所提出的问题要有一定的针对性。如果贸然提出一个范围很广的问题,老年人很可能不知从何谈起,甚至感到有压力或者莫名其妙。因此,开放式问话并不是漫无边际地提问,应慎重考虑和选择。同时,养老护理员态度要诚恳,必要时说明提问的目的、原因,帮助问话对象理解问题的内容。

封闭式问话和开放式问话在交流中经常是交替或配合使用的。要注意的是,每次提问一般应限于一个问题,不能连珠炮似的发问,使老年人感到有压力,不知从何说起。

3. 倾听方法与技巧。

养老护理员与老年人或家属交谈中首先应学会倾听。当养老护理员全神贯注地倾听老年人的诉说时,实际上也在告诉老年人:你讲的话受到了重视,可以充分表达自己的意愿和看法。相反,如果老年人滔滔不绝地诉说时,养老护理员东张西望,心不在焉,老年人势必失去继续交流的兴趣和信心,觉得自己的诉说没被重视。养老护理员要成为老年人或家属的有效倾听者,应注意以下几点:

(1) 耐心倾听谈话对象的诉说。

要有足够的时间和耐心倾听谈话对象的诉说,不要轻易打断对方的谈话。结束谈话时,要注意利用巧妙的结束语给老年人以鼓励,也为下次谈话做准备。

(2) 表示自己的关切。

倾听时要使用一些非语言行为和简单的应答,来表示自己的全神贯注和对诉说者的关切。如与对方的视线保持接触,必要时身体可稍向对方倾斜,适时地点头或应答,如"嗯""哦""是的"等,以表示肯定的语气。倾听时不能东张西望,或不必要地看手表、书籍等。

(3) 注意传递的信息。

要注意诉说者非语言行为所传递的信息,注意透过语言的字面含义而听出对方的言外之意。养老护理员要特别注意,并给予恰当的解答。

(4) 必要的重复和澄清。

重复和澄清是养老护理员在倾听过程中,为了核实自己对听到的话语的理解是否准确而采用的技巧。重复和澄清是一种反馈机制,其本身体现着一种负责精神。老年人可以知道养老护理员正在认真倾听自己的诉说,并理解其内容,从而希望继续表达自己的感受。

4. 沟通与交流中的口语技巧。

沟通与交流的基本工具是语言,而语言的外在表现是口语。在口头交流中交流内容和谈话技巧起着主导的作用。然而,口语技巧也不能忽视,这些技巧体现在以下几个方面:

称呼语是人们直接交流时说的第一个词。有时,人们往往要为称呼的得体而劳神费心。

(1) 称呼语。

对儿童或青少年可以直呼其名;对年轻女性可以称"小姐";对中年或老年女性可以称"女士";对成年或老年男性可以称"先生";对比较熟悉的老年人也可以根据对方的职业或关系称"老师""师傅""经理""校长""阿姨""伯伯"等。

称呼的选择要根据对方的身份、年龄、职业以及与称呼者的关系而言,力求

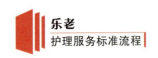

准确恰当。养老护理员首次与老年人交谈时,需要告诉老年人如何称呼自己。

(2) 避讳语。

避讳语也是一种重要的交流用语。人们在交流中对一些不便直说的内容习惯于用某些含蓄委婉的语言来表达,便形成了避讳语。在医疗护理实践中,恰当地使用避讳语是体现保护性原则的一种手段。

(3) 专业术语。

在护患沟通与交流中不可避免地要使用专业术语,交流前一定要了解对方相应专业的知识水平。通常,老年人都会对专业术语感到陌生,除非老年人本人是医护人员,即使是文化水平很高的其他专业的专家,也可能遇到专业术语方面的障碍。而对于文化程度较低的老年人,过多的专业术语可能令他们如听天书。因此,养老护理员与非本专业的老年人交流,应把自己的阐述方式加以调整,对必须出现的专业术语做一些适当解释。

(4) 方言。

方言在以普通话为主要交流工具的今天,还是有它的生命力的。养老护理员在与老年人、长辈交流时,如能使用方言,效果会更好,在某些时候,养老护理员如不能掌握当地方言,交流可能难以进行。

5. 与老年人沟通。

大多数老年人性情随和,易于交往,但也有些老年人性格古怪,难以沟通。

因此,有必要了解与老年人交流的因素,掌握交流的基本技巧,以满足老年人的心理需求和健康维护为目标。交流应注意以下四个方面:

(1) 尊重。

老年人希望被人尊重,包括被人认可,受重视,有一定的地位和尊严,给人以好的印象和受人爱戴,得到良好的待遇等。老年人对尊重的需要更为迫切。因为老年人社会交往减少,心理障碍增加,甚至失去家庭的帮助,会经常感到不被尊重。养老护理员在与老年人交流时,首先要尊重他们,主动打招呼,耐心听他们的叙述,尽力帮助解决老年人所提出的问题,想办法克服交流中的障碍,如语言、听力、视觉等方面,使老年人感到受重视,帮助他们树立自信心。

(2) 情感。

人到老年,由于各方面的变化,会产生诸多的不适应,情感也会发生改变,其中失落感是最明显的变化。养老护理员的交流在一定程度上是对这种失落感的一种填补。在交流中,适当地引导老年人对往日生活经历的回忆,会大大增加老年人接受健康教育的兴趣。对老年人多年生活中形成的一些习惯,如吸烟、喝酒等,不要给予严格的限制,引导其减量到对健康不构成严重危害的程度即可。

(3) 交往。

老年人的失落与孤独,很大程度上来自社会交往的减少。尽管客观因素不易改变,但运用交往的社会功能,在护理老年人的活动中,可以改善或减少老年人的生活局限。例如,养老护理员多与老年人交流,并且这种交流不仅局限于正式的工作需要,聊一些生活、社会、历史、文化的话题,都可能引起老年人的学习兴趣。而事实上,养老护理员特别是年轻养老护理员在与老年人的交往中,会学到很多有益于健康的知识和经验。

(4) 服务。

老年人因身体机能的衰退导致生活自理能力降低,加上疾病的困扰,使他们在生活中需要比一般人得到更多的照顾。为老年人做好基础护理及生活照料,会进一步增加双方之间的理解,为沟通和交流建立良好的基础。例如,家属给老年人送来了苹果,但忘记带水果刀,这时养老护理员准备一把水果刀并及时送上,会使老年人感到无微不至的关怀,从而对养老护理员产生良好的印象,并愿意与之沟通和交流。

第二章

半自理老人护理流程

目前我国对半自理老人的能力范围认识尚浅，很多老人因为没能被合理地分配护理资源，而造成过度护理或缺乏护理的现状。本书在荷兰快乐养老核心理念的基础上，结合了我国的实际情况，制定了中国特色快乐养老护理服务标准。本章将具体介绍关于半自理老人的护理方式，如转移、穿脱衣等，在保证其处于适当护理的同时也能得到适当的日常康复锻炼。然而半自理老人范围宽泛，本书仅采用中风病人第六学习层级进行详细解说，尤其适用中风的老人或者骨折的老人。进行操作的同时，需要充分关注老人安全，包括环境安全与老人内心的安全感。

中风病人有以下七个学习层级

1. 仅能卧位，无活动能力，不能控制头部（不能抬起头）

（1）被动转移：尽量减少辅助，注意给予更多的感觉输入，保护手臂；

（2）床上清洁、穿衣、如厕；

（3）个人护理：全面接管；

（4）饮食：在床上进行，注意口腔卫生和吞咽功能；

（5）物理治疗：刺激头部的抬起和活动；

（6）言语治疗：吞咽障碍训练。

2. 仅能卧位，可以控制头部活动

（1）被动转移：更少的辅助；

（2）清洗和着衣：更少的辅助，伸直腿坐位，主动进行双手抱膝；

（3）个人护理：全面接管；

（4）饮食：给予良好的支撑和辅助，注意口腔卫生和吞咽功能；

（5）如厕在床上进行；

（6）物理治疗：翻身，进行床上的活动，体位转移（由躺到坐），尝试维持坐立位；

（7）作业治疗：引导患者主动洗脸和擦身；

（8）言语治疗：根据情况进行必要的训练。

3. 可取坐位，但在坐位状态下无法进行活动

（1）转移：减少由卧位到坐位的辅助，尝试坐位下的移动；

（2）在床边进行清洗和穿衣；

（3）个人护理：全面接管；

(4) 饮食：在坐位状态下进行，视情况给予一定辅助；

(5) 如厕：借助人力或者辅具进行辅助，或尝试独立转移；

(6) 物理治疗：坐位训练，平衡训练，转移训练，站立训练，适当的步行训练；

(7) 作业治疗：上肢训练，ADL（日常生活活动）功能训练；

(8) 言语治疗：根据情况进行必要的训练。

4. 可取坐位，且在坐位状态下能在支撑面内进行活动

(1) 转移：卧位到坐位，在坐位状态下转移（适当辅助）；

(2) 清洗和着衣：桥式运动下轻微辅助，无须对躯干、患侧手臂和脸部给予辅助；

(3) 个人护理：全面接管；

(4) 饮食：独立进行；

(5) 如厕：需要辅助（人力或辅助器具）；

(6) 物理治疗：站立和步行训练，跷二郎腿，刺激患侧上下肢的功能性活动；

(7) 作业治疗：训练独立清洗；

(8) 言语治疗：根据情况进行必要的训练。

5. 可取坐位，且在坐位状态下可在支撑面外进行活动

(1) 转移：少量辅助；

(2) 清洗和着衣：引导患者坐在床边跷二郎腿，只需要帮助患者准备好衣物和清洗用品；

(3) 个人护理：尽可能引导患者独立完成；

(4) 饮食：独立完成；

(5) 如厕：少量辅助；

(6) 物理治疗：步行训练，刺激患侧上下肢的功能性活动；

(7) 作业治疗：训练清洗和着衣；

(8) 言语治疗：根据情况进行必要的训练。

6. 可取站立位，但在站立位状态下无法进行活动

(1) 转移：床上独立完成，站起和站立时给予必要的辅助；

(2) 清洗和着衣：下半身给予支撑下独立完成；

(3) 个人护理：必要时给予辅助；

(4) 饮食：准备即可，必要时给予辅助；

（5）如厕：独立站立，少量指导和辅助；

（6）物理治疗：步行和平衡训练，上下楼梯训练；

（7）作业治疗：在站立位状态下训练清洗和着衣；

（8）言语治疗：根据情况进行必要的训练。

7. 可取站立位，且站立位下可以进行运动

（1）转移：尽可能独立完成；

（2）清洗和着衣：站立位，在指导下部分独立完成；

（3）个人护理：独立完成；

（4）饮食：独立完成；

（5）如厕：独立，安全时不需要指导；

（6）物理治疗：独立行走，上下楼梯，室外步行；

（7）作业治疗：训练独立进行 ADL；

（8）言语治疗：根据情况进行必要的训练。

注：

① 本篇皆以中风病人第六学习层级为例进行讲解（中风病人第六学习层级：能站立，但站立时不能活动）。

② 居家养老护理员准备：穿好工作服、工作鞋，佩戴工作牌，操作前后洗手，并注意礼节、礼貌。

第一节 体位转移和安全移动

一、协助老人移向床头

目的：刺激老人活动,保持舒适体位。

要求：鼓励老人多做力所能及的事,刺激患肢多活动,保持活跃。

操作程序：

1. 用物准备：软枕。

2. 流程：

（1）向老人解释,征得同意后,使老人呈去枕仰卧位,将枕头立于床头(避免老人头部受伤)。

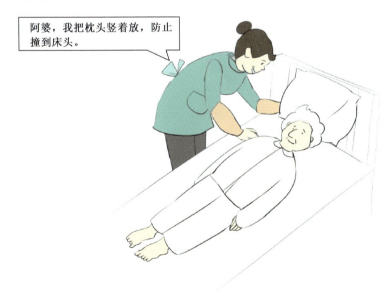

（2）按压老人大关节处，给予老人躯体刺激，反馈至大脑，使老人机体做好转移前准备。

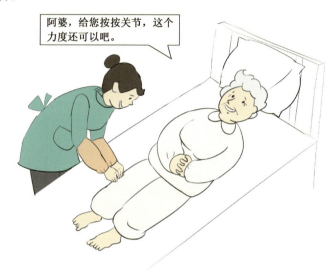

（3）叮嘱老人环抱两臂，两臂放于胸前，健侧在上（如老人能配合，可让老人健侧的手握住床头栏杆），双膝屈曲（如有需要，养老护理员可协助老人完成患侧的曲腿），两小腿撑于床面。

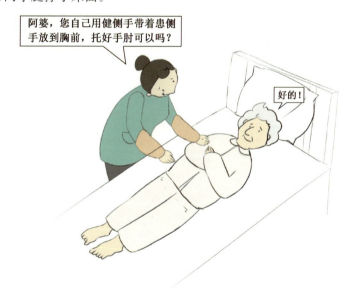

(4)养老护理员站在老人上半身对角线的延长线上,一手经老人颈后伸到对侧腋下,另一手托住老人臀部,叮嘱老人双脚用力蹬床面,同时养老护理员用力将老人抬起移向床头(尽量引导老人自主配合养老护理员,保持活跃)。

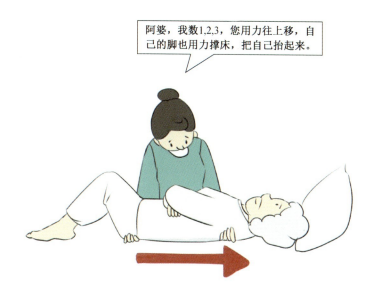

二、协助老人移向床边

目的:刺激老人活动,保持舒适体位。
要求:鼓励老人多做力所能及的事,刺激患肢多活动,保持活跃。
操作程序:
1. 用物准备:软枕。
2. 流程:
(1)向老人解释说明保持活跃的好处。

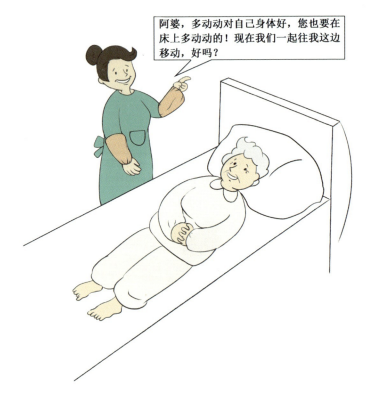

(2) 按压老人大关节处,给予老人躯体刺激,反馈至大脑,使老人机体做好转移前准备。

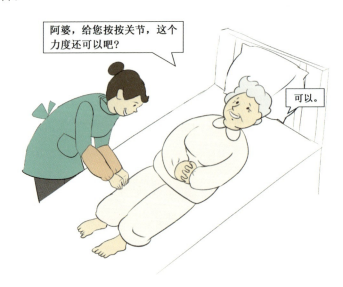

（3）叮嘱老人环抱双臂放于胸前，并引导老人抬头。

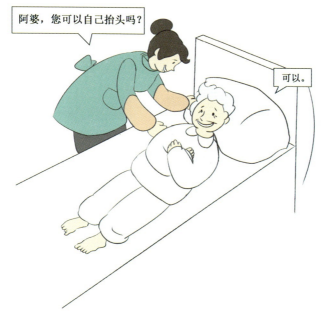

（4）若老人可以自己移动肩部，则养老护理员引导老人把肩部移动到床边；若老人无法独自完成，则养老护理员给予必要的协助。

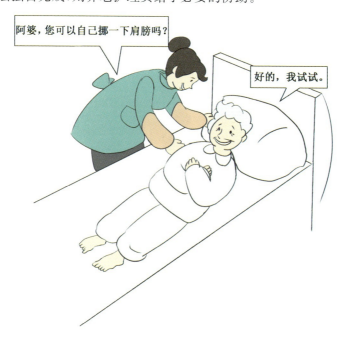

（5）安置头部于舒适位置。

（6）让老人自己弯曲小腿撑于床面，若老人无法独立完成，养老护理员给予必要的协助。

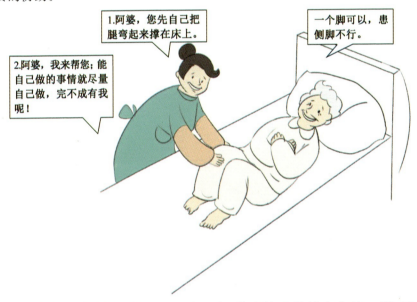

（7）老人双下肢屈髋屈膝保持中立位，养老护理员站在床的一侧，面向床头，将靠近床侧的手，从双下肢中间向下穿过远侧下肢托住老人远侧骨盆，养老护理员用近侧腋下窝靠住老人近侧膝关节上方，另一只手托住老人近侧骨盆。

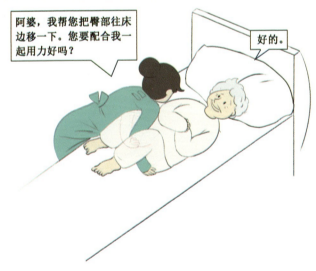

(8）养老护理员向床尾移动躯干,通过躯干给老人膝关节施加力,力的方向为水平向床尾,以协助老人抬臀。

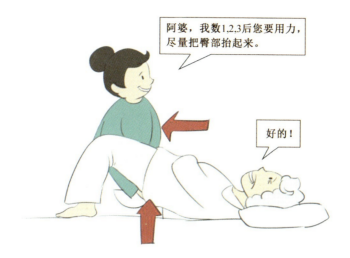

(9）抬起后引导老人自行平移臀部至床边,若老人不能自行平移,则养老护理员给予适当辅助。

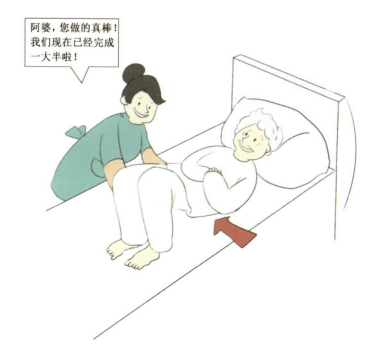

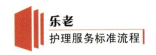

(10) 安置老人的双脚于舒适的位置伸直。

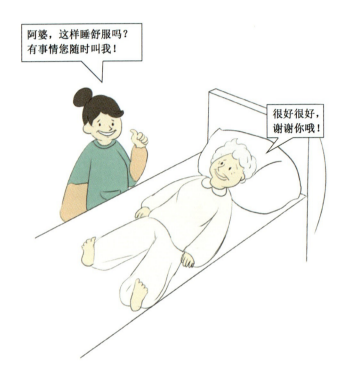

三、协助老人翻身侧卧

（一）从仰卧位到侧卧位

目的：刺激老人活动，保持舒适体位。

要求：鼓励老人多做力所能及的事，刺激患肢多活动，保持活跃。

操作程序：

1. 用物准备：软枕。

2. 流程：

(1) 向老人解释说明自己活动的好处。

第一节
体位转移和安全移动

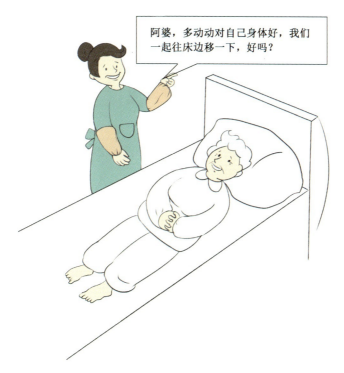

（2）按压老人大关节处，给予老人躯体刺激，反馈至大脑，使老人机体做好转移前准备。

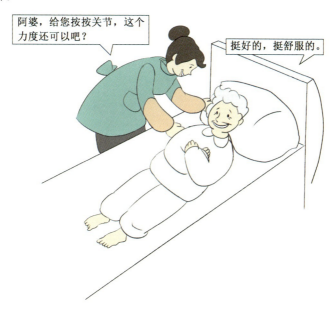

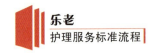

（3）叮嘱老人环抱双臂放于胸前，健侧在上，并引导老人抬头。

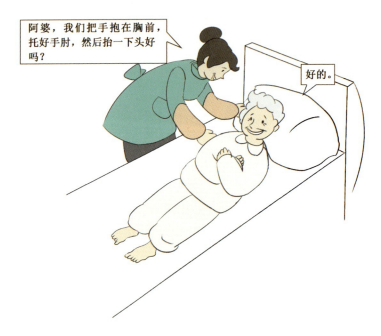

（4）引导老人把肩部移动到翻身对侧的床边。

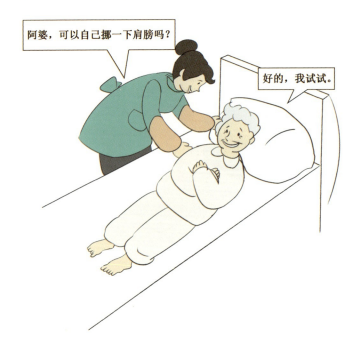

（5）安置头部于舒适位置。

（6）引导老人头偏向将转的方向，护理员一手扶着老人的肩膀，另一手扶着髋部，准备翻身。

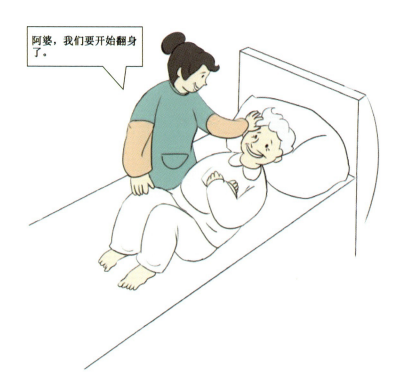

（二）健侧卧位翻身

（1）向老人解释，征得老人同意。

（2）叮嘱老人头偏向将要翻向的健侧。

（3）养老护理员站在健侧，叮嘱老人健侧手握住患侧手并向上伸直垂直于床面。

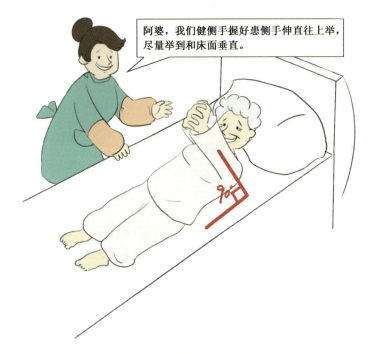

（4）用健侧足从患侧膝上往下至脚踝处勾住患侧足。

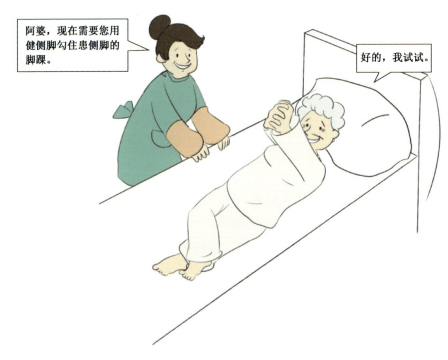

（5）养老护理员一手扶老人的手，另一手扶住老人髋部，双手先向健侧摆动，再向患侧摆动，最后往健侧摆动，运用惯性翻向健侧。

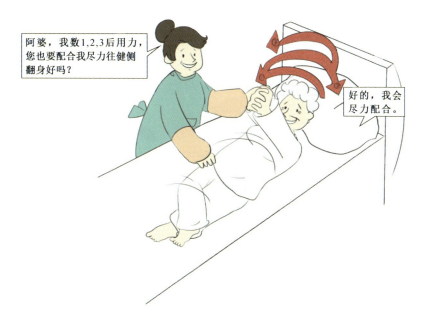

（6）安置老人于舒适安全体位。

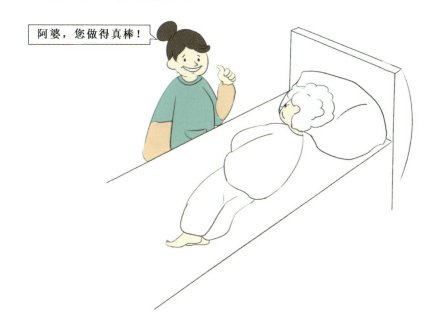

（三）患侧卧位翻身

（1）向老人解释，征得老人同意。

（2）叮嘱老人头偏向将要翻向的患侧。

（3）养老护理员站在患侧，叮嘱老人健侧手握住患侧手并向上伸直垂直于床面。

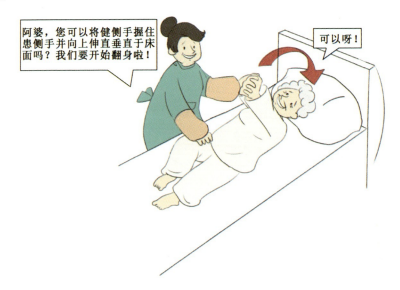

（4）让老人健侧足弯曲撑于床面。

（5）养老护理员一手扶住老人的手，另一手扶住老人健侧膝部，视情况给予一定的协助，引导老人健侧足和健侧肩用力，翻向患侧。

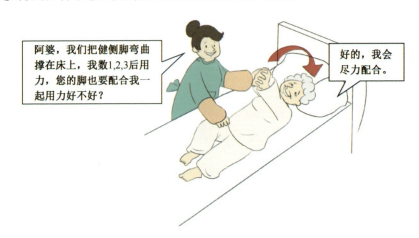

(6) 安置老人于舒适安全体位。

四、协助老人坐起

目的：刺激老人活动，保持舒适体位。
要求：鼓励老人多做力所能及的事，刺激患肢多活动，保持活跃。
操作程序：
1. 用物准备：备好外衣、鞋、助行器等必要物品。
2. 流程：
（1）按照"移向床边法"将老人身体移向一侧床边，手扶向同侧床沿，让老人觉得安全，养老护理员站在同侧，防止老人坠床。
（2）按照"翻身侧卧法"让老人翻向同侧。
（3）用健侧腿将患侧腿勾到床外，养老护理员将老人的腿放置于自己的腿上，帮助老人形成屈髋屈膝各90°的体位。

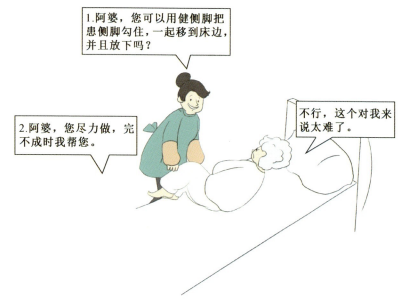

（4）引导老人用健侧手支撑床面，用力坐起（若老人为患侧卧位，则叮嘱老人健侧手于胸前撑住床面；若老人为健侧卧位，则叮嘱老人将患侧上肢置于胸前，用健侧手肘支撑床面）。

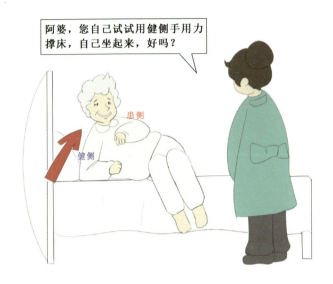

（5）若老人无法独立坐起，养老护理员用腿抵住老人屈曲的双膝下肢。

若老人需要较大辅助，则养老护理员一手置于老人贴床侧肩部，另一手置于髋部，口令提示老人用健侧手支撑床面坐起，同时养老护理员给予老人肩部的辅助和在髋部下方施加压力。

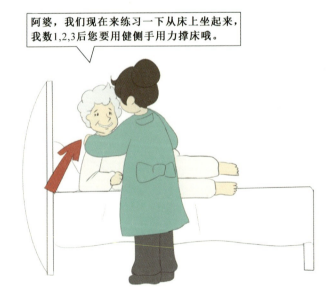

第一节
体位转移和安全移动

若老人需要中等的辅助,则养老护理员将靠近老人头部的手搭在老人上方肩部,搭在髋部的手不变,同样口令起身,起身时养老护理员放在老人肩部的手始终施加向双脚方向的力。

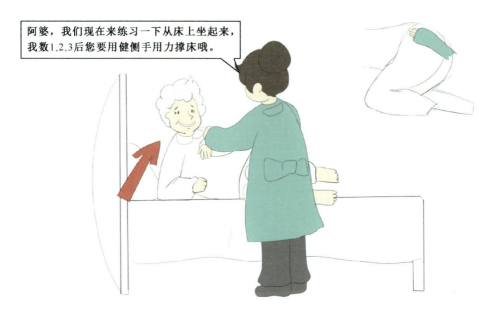

阿婆,我们现在来练习一下从床上坐起来,我数1,2,3后您要用健侧手用力撑床哦。

若老人需要轻微辅助,则起身时除口令提示引导外,只需要通过髋部按压给予辅助即可。

(6) 协助老人穿鞋袜。

五、协助老人站起

目的:刺激老人活动,保持活跃。

要求:鼓励老人多做力所能及的事,刺激患肢多活动,保持活跃。

操作程序:

1. 协助不能坐稳的老人站起。

(1) 叮嘱老人将健侧手勾于养老护理员颈肩处,重心移至健侧,尽量抬起患侧髋部;养老护理员一手扶老人健侧以防倾倒,另一手置于老人患侧髋后部,辅助老人向前移动骨盆。

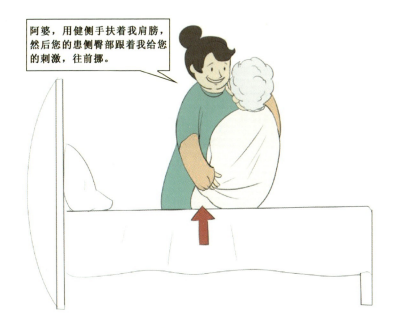

(2) 叮嘱老人将患侧手搭于养老护理员肩膀处,同时养老护理员用同侧手予以辅助支持,另一只手引导老人健侧髋部向前挪动。

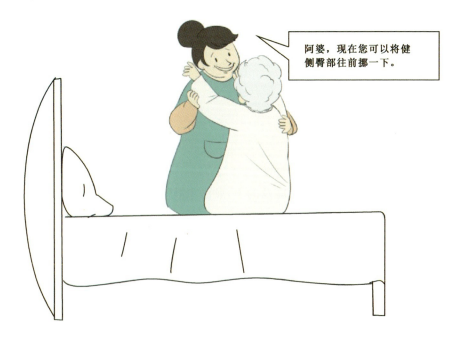

（3）交叉重复步骤(1)、(2)，直至老人双脚掌着地。

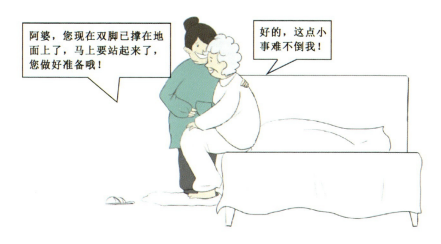

（4）养老护理员坐于老人患侧，保持自己髋部与老人患侧髋部紧贴，近侧手从老人背后越过，扶住老人健侧骨盆，远侧手按住老人患侧膝盖。

（5）口令提示老人弯腰，养老护理员用近侧手臂与肩膀给予老人弯腰的刺激输入，带动老人一起向前弯腰。

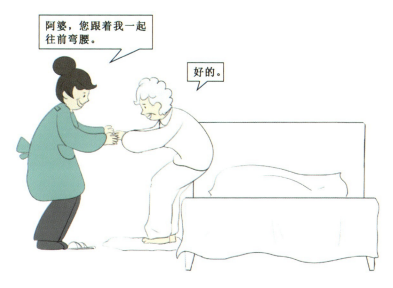

（6）弯到一定程度时，口令提示老人双脚撑地，抬起臀部，养老护理员近侧手辅助老人抬起臀部，远侧手按住老人患侧膝关节，以防膝关节打软。

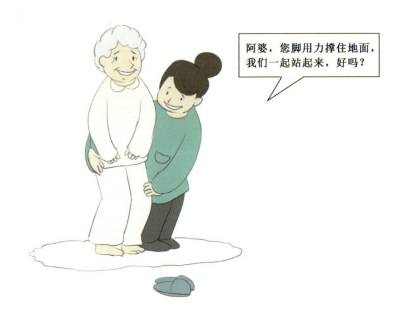

(7) 臀部抬离床面后提示老人继续双脚撑地,伸直双腿,并引导老人伸直上身。

(8) 站起后,养老护理员保持近侧手扶于老人健侧髋部,远侧手从膝关节移至患侧上臂,给予一定支持以保持老人站立稳定。

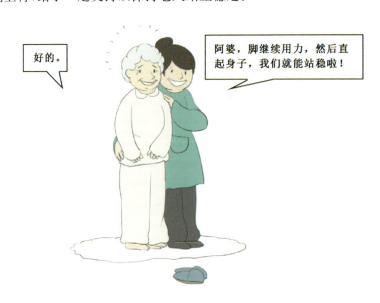

2. 协助能坐稳的老人站起。

（1）老人取坐位，使老人小腿向后回收并略分开，保持膝关节屈曲。

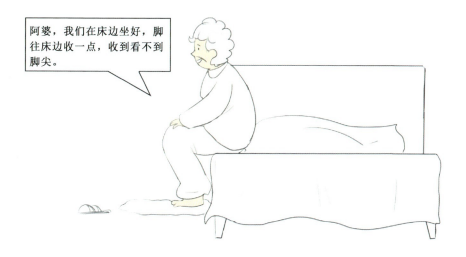

（2）引导老人用健侧手带动患侧手向前伸，并向前弯腰。

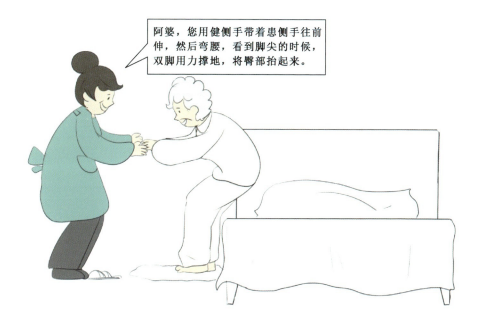

（3）当视线到达脚尖时，提示老人抬起臀部，并继续向前弯腰，同时双脚用力撑地。

（4）当臀部明显抬离床面时，引导老人挺直腰部，最终达到站立位。

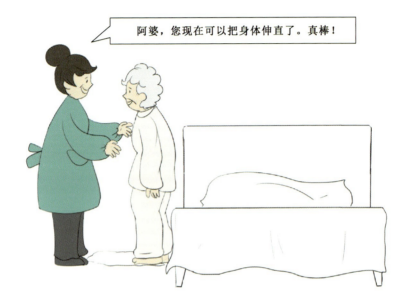

阿婆，您现在可以把身体伸直了。真棒！

六、协助老人从床上转移至轮椅（椅子）

目的：刺激老人活动，保持活跃。

要求：鼓励老人多做力所能及的事，刺激患肢多活动，保持活跃。

操作程序：

1. 用物准备：轮椅（椅子）。

2. 环境准备：宽敞明亮，地面平坦无杂物。

3. 操作程序：

（1）将轮椅（椅子）放置于老人健侧，与床呈30°~45°角，若为轮椅，则拉起刹车固定。

（2）老人从床上坐起后，养老护理员坐在老人患侧，一手绕过老人背部扶住健侧髋关节，肩膀抵住老人背部，一手扶住患侧膝关节。

（3）叮嘱老人将患侧手臂置于身体前方，健侧手则扶住轮椅（椅子）远侧扶手,健侧足跟转向轮椅(椅子)。

(4) 养老护理员口令提示老人同时向轮椅(椅子)移动,完成转移。

(5) 若老人患侧膝盖不能自主旋转,则养老护理员应协助老人先向轮椅(椅子)转移一步,叮嘱老人自己将健侧腿放置于舒适位置,并协助老人将患侧腿放于安全位置,再转移至轮椅(椅子)。

七、协助老人坐下

目的:刺激老人活动,保持活跃。

要求:鼓励老人多做力所能及的事,刺激患肢多活动,保持活跃。

操作程序:

(1) 与老人沟通,即将从站位转移至坐位,让老人有心理准备。

(2) 养老护理员站在老人患侧,近侧手从老人背后越过,扶住老人的健侧髋部,远侧手扶在老人胸口。

(3) 口令提示老人弯腰,养老护理员用近侧手臂与肩部给予老人弯腰的刺激输入,引导老人弯腰,远侧手予以支撑,以防老人快速向前弯腰,失去重心。

(4) 上身前倾约45°后,将置于胸口的手移至老人患侧膝上部。

(5) 提示老人屈膝,臀部往下坐,养老护理员在老人膝部施力按压,防止老人膝关节失去控制而失去平衡;同时近侧手给予老人健侧髋部支持,防止老人快速坐下。

(6) 养老护理员与老人同步动作,直至安全、平稳地坐下。

八、协助老人躺下

目的:刺激老人活动,保持活跃。

要求:鼓励老人多做力所能及的事,刺激患肢多活动,保持活跃。

操作程序:

(1) 养老护理员站在老人患侧,面对老人。

(2) 养老护理员用靠近老人患侧的下肢抵入,使老人双膝向健侧微微旋转,然后将靠近老人患侧的手置于老人健侧髂前上棘上方。

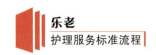

（3）口令提示老人用健侧手从身前越过患肢，置于患侧床头作支撑，做好卧倒准备。

（4）引导老人健侧手用力撑床，使身体缓缓卧下。

若老人健侧手无力支撑身体重量且需要部分辅助，则养老护理员将自己的远侧手置于老人健侧肩部，在老人卧倒时给予方向引导与支持。

若老人健侧手无力支撑身体重量其需要更多的辅助，养老护理员将自己的远侧手置于老人患侧肩部，在老人卧倒时给予方向引导与支持。

（5）待老人躺稳后，通过向健侧髋部施压，刺激老人躺平。

（6）安全、平稳地卧平后，辅助老人将身体安置于舒适位。

注意事项：

（1）加强安全教育，注意保护，防止意外。

（2）动作要缓慢，提高老人的控制能力。

（3）协助老人从床上转移至轮椅（椅子）时，养老护理员必须站在老人的前方。

第二节 为老人穿脱(更换)衣裤

一、协助老人脱开襟上衣

目的：保持老人的清洁、舒适。

要求：鼓励老人独立完成,刺激患侧多运动,保持活跃。

操作程序：

1. 环境准备：关闭门窗,调节室温至 22℃～26℃,播放老人喜欢的音乐(播放前先询问老人)。

2. 流程：

(1) 评估：根据专业医护人员的评估结果,确定老人的活动度。

(2) 与老人沟通需换下衣服,必须征得老人的同意。

(3) 协助老人脱开襟上衣的方法如下：

① 引导老人坐于椅子(轮椅)上。

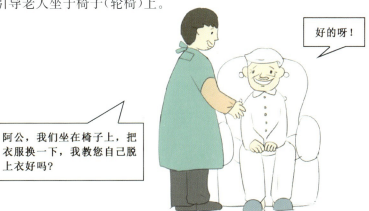

② 引导（协助）老人解开扣子或是拉开拉链。

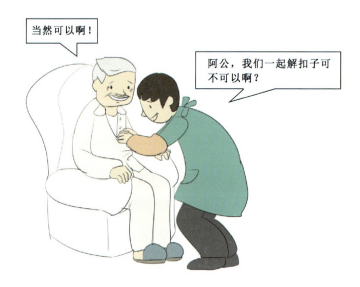

③ 引导老人先脱健侧衣袖，再由健侧协助老人脱下患侧衣袖。
（4）协助老人整理衣服。

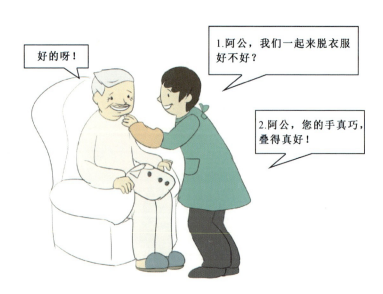

二、协助老人脱套头上衣

目的：保持老人的清洁、舒适。

要求：鼓励老人独立完成，刺激患侧多运动，保持活跃。

操作程序：

1. 环境准备：关闭门窗，调节室温至 22℃～26℃，播放老人喜欢的音乐（播放前先询问老人）。

2. 流程：

（1）评估：根据专业医护人员的评估结果，确定老人的活动度。

（2）与老人沟通需换下衣服，必须征得老人的同意。

（3）协助老人脱套头上衣的方法如下：

① 引导老人坐于椅子（轮椅）上。

② 引导（协助）老人健肢抓住颈后衣领上拉，从头部先脱出。

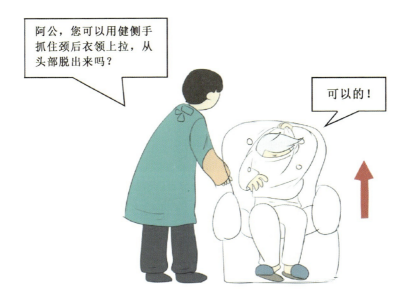

③ 协助老人用患肢先将健侧衣袖脱下。

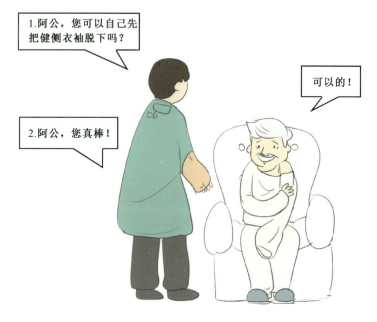

④ 引导老人用健侧手将患侧衣袖脱下。

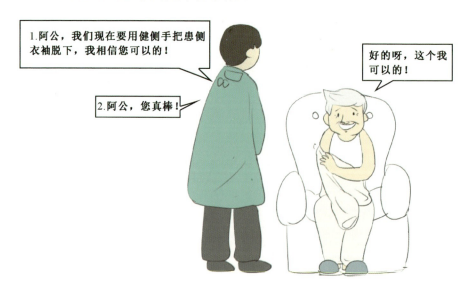

（4）协助老人整理衣服。

三、协助老人穿开襟上衣

目的：保持老人的清洁、舒适。

要求：鼓励老人独立完成，刺激患侧多运动，保持活跃。

操作程序：

1. 用物准备：干净的开襟上衣。

2. 环境准备：关闭门窗，调节室温至22℃～26℃，播放老人喜欢的音乐（播放前先询问老人）。

3. 流程：

（1）评估：根据专业医护人员的评估结果，确定老人的活动度。

（2）与老人沟通询问老人想穿的衣服，必须征得老人的同意。

（3）协助老人穿开襟上衣的方法如下：

① 引导老人坐起。

② 引导老人先穿好患侧衣袖，并将衣服拉过患侧肩胛。

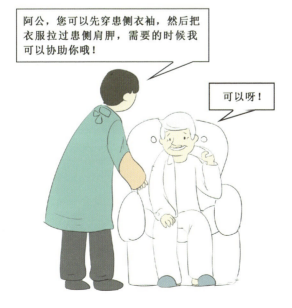

③ 老人健侧手将衣服从背后拉至健侧,健肢从健侧背后接过衣袖穿好即可。

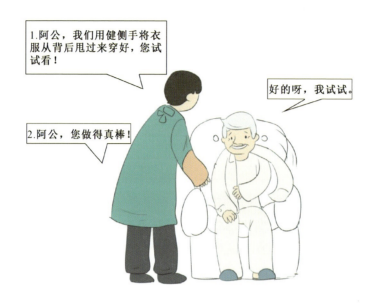

④ 协助老人扣好扣子或是拉上拉链。

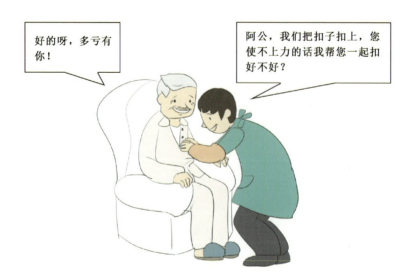

(4) 协助老人整理衣服。

四、协助老人穿套头上衣

目的:保持老人的清洁、舒适。

要求:鼓励老人独立完成,刺激患侧多运动,保持活跃。

操作程序:

1. 用物准备:干净的套头上衣。

2. 环境准备:关闭门窗,调节室温至22℃~26℃,播放老人喜欢的音乐(播放前先询问老人)。

3. 流程:

(1) 评估:根据专业医护人员的评估结果,确定老人的活动度。

(2) 与老人沟通询问老人想穿的衣服,必须征得老人的同意。

(3) 协助老人穿套头上衣的方法如下:

① 引导老人坐起。

② 引导老人先穿好患侧衣袖,并将衣服拉过患侧肩胛。

③ 引导(协助)老人穿好健侧衣袖。

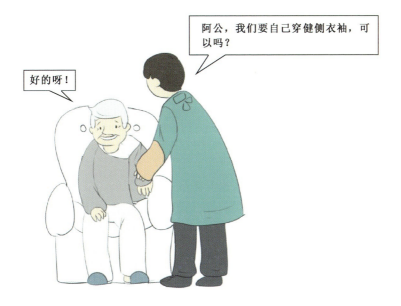

④ 引导（协助）老人健肢抓住衣服背面，套入头部。

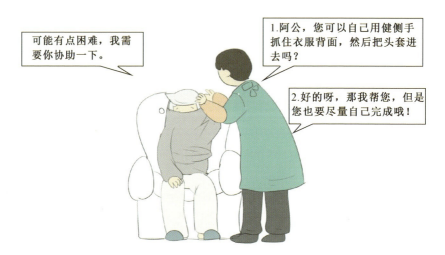

（4）协助老人整理衣服。

五、协助老人脱裤子

目的：保持老人的清洁、舒适。

要求：鼓励老人独立完成，刺激患侧多运动，保持活跃。

操作程序：

1. 环境准备：关闭门窗，调节室温至22℃～26℃，播放老人喜欢的音乐（播放前先询问老人）。

2. 流程：

（1）评估：根据专业医护人员的评估结果，确定老人的活动度。

（2）与老人沟通后需换下裤子，必须征得老人的同意。

（3）协助老人脱裤子的方法如下：

① 引导老人站起，并协助老人松开裤带。

② 养老护理员给予老人支撑，引导（协助）老人用健侧手将裤子往下拉。

③ 引导（协助）老人坐下，脱鞋、脱袜子。

④ 引导（协助）老人先脱下健侧裤腿。

⑤ 引导（协助）老人用健侧手将患侧下肢放置于健侧大腿部（二郎腿状态），并将裤腿脱下。

第二节
为老人穿脱(更换)衣裤

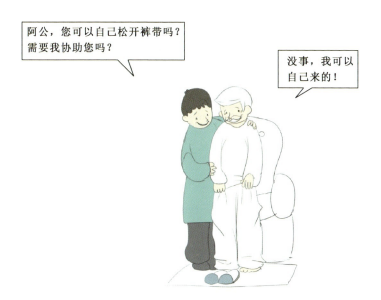

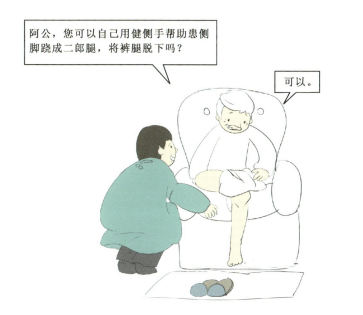

(4)协助老人整理衣物。

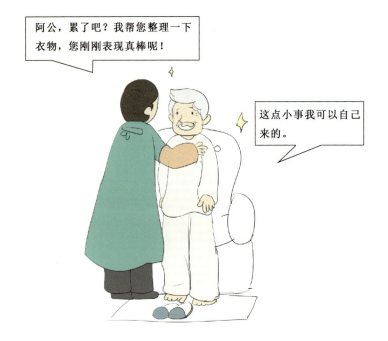

六、协助老人穿裤子

目的：保持老人的清洁、舒适。

要求：鼓励老人独立完成，刺激患侧多运动，保持活跃。

操作程序：

1. 用物准备：干净的裤子。

2. 环境准备：关闭门窗，调节室温至22℃～26℃，播放老人喜欢的音乐（播放前先询问老人）。

3. 流程：

(1) 评估：根据专业医护人员的评估结果，确定老人的活动度。

(2) 与老人沟通后询问老人想穿哪条裤子，必须征得老人的同意。

(3) 协助老人穿裤子的方法如下：

① 引导老人坐于椅子（轮椅）上，脱鞋、脱袜子。

② 引导（协助）老人用健侧手将患侧下肢放置健侧大腿部（二郎腿状态），穿

好患侧下肢裤腿并平放于地面。

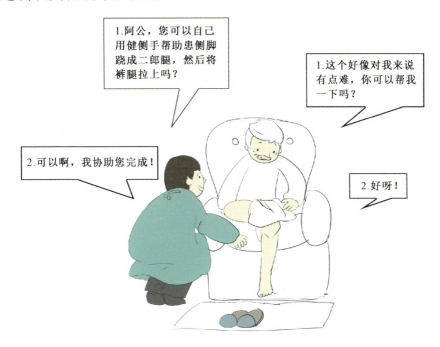

③ 引导（协助）老人穿好健侧裤腿，并平放于地面。

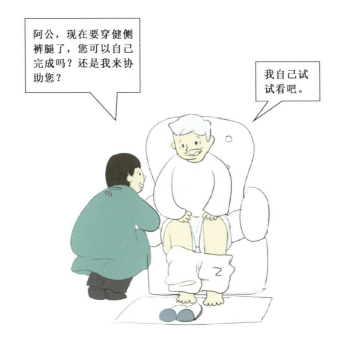

④ 引导(协助)老人站起。

⑤ 养老护理员给予老人支撑,引导(协助)老人用双手将裤子往上拉。

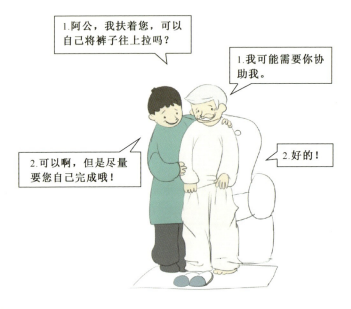

(4) 协助老人整理衣物。

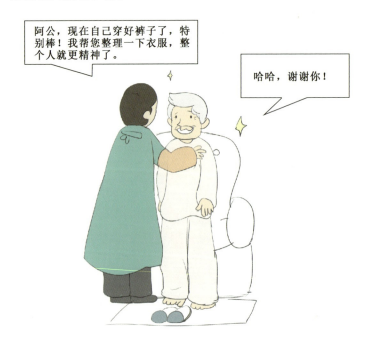

第二节 为老人穿脱(更换)衣裤

注意事项：

(1) 给予老人充分的保护，防止跌倒，使老人有安全感。

(2) 充分刺激老人患侧肢体，增加活动度。

(3) 动作轻稳，避免拖拉。

(4) 操作前注意室温，以 22℃～26℃ 为宜，以防老人受凉。

(5) 操作中经常询问老人有无不适，如有不适，停止操作，及时处理。

(6) 避免长时间暴露老人身体，注意保护隐私，必要时协助老人尽快完成。

(7) 尽量与老人协商选择开襟上衣和松紧带的裤子，方便穿脱。

(8) 准备衣裤时先穿的放在上面，后穿的放在下面。

(9) 为老人更换衣裤时，建议选用柔软、透气好的，以棉制服装为宜。

第三节　个人清洁

一、清洁面部和双手

目的：保持老人的清洁、舒适。

要求：鼓励老人独立完成，刺激患侧多运动，保持活跃。

操作程序：

1. 用物准备：脸盆内盛温水（42℃左右）、塑料布（橡胶单）、毛巾、香皂、面霜、手霜等。

2. 环境准备：关闭门窗，调节室温至 22℃～26℃。

3. 流程：

（1）询问老人是否要洗脸（餐后或有特殊需求时）。

（2）引导老人坐起或转移至卫生间，将盛水脸盆与毛巾妥善安放于老人面前。

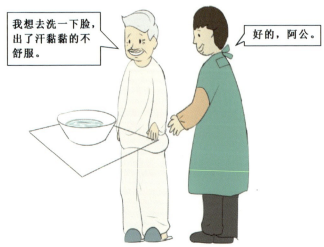

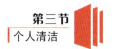

(3）引导老人将毛巾放入脸盆浸湿,搓洗。

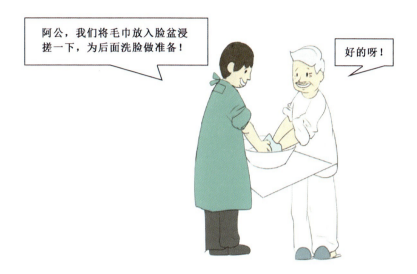

(4）引导老人拧干毛巾(养老护理员可以握住老人患侧手协助拧毛巾)。

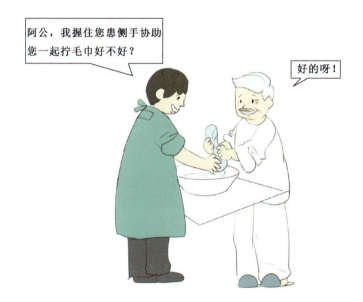

(5）引导老人患侧手拿毛巾,健侧手协助患侧手完成洗脸活动(若老人患侧手无法手持毛巾,则养老护理员握住老人患侧手一起抓住毛巾完成清洗)。

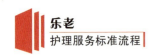

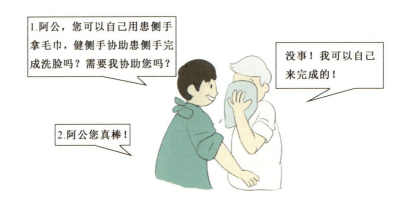

（6）引导老人将毛巾放入脸盆搓洗。

（7）同(4)拧干毛巾，放置一旁。

（8）引导老人沾湿双手，涂抹香皂，健侧手为患侧手清洗，养老护理员协助老人清洗健侧手(注意双手指缝的清洗)。

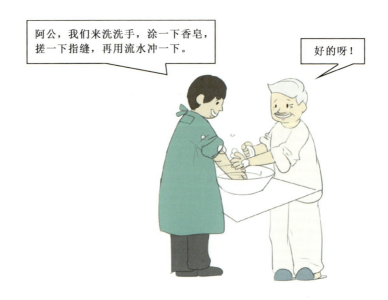

（9）引导老人用毛巾擦干，根据个人爱好(要求)涂面霜、手霜。

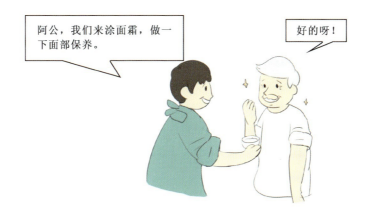

（10）协助老人整理衣物、用物,并恢复环境。

注意事项:

（1）鼓励老人自行清洗面部和双手,保持活跃。

（2）水温不可过热,以免烫伤。

（3）脸盆要放稳并注意固定,避免倾倒沾湿衣物。

（4）协助女性老人化淡妆,鼓励"老来俏",增加生活的仪式感。

二、清洁口腔

目的: 保持老人口腔清洁、健康、舒适。

要求: 鼓励老人独立完成,刺激患侧多运动,保持活跃。

操作程序:

1. 用物准备:牙刷、牙膏、漱口杯(杯内有水)、毛巾、塑料布(橡胶单)、脸盆等。

2. 环境准备:室内环境清洁,温度、湿度适宜,地面保持干燥。

3. 流程:

（1）与老人沟通,让老人意识到清洁口腔的重要性。

（2）引导老人坐起或转移至卫生间。

（3）引导老人挤牙膏。

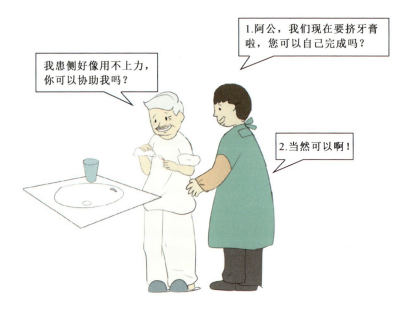

（4）鼓励老人用患侧手握牙刷，健侧手引导（协助）患侧手进行刷牙（若常用手为患侧，老人患侧手无法握牙刷，则用健侧手刷牙）。

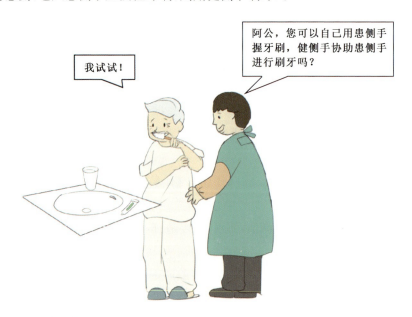

（5）引导老人用健侧手持水杯，洗漱口腔。

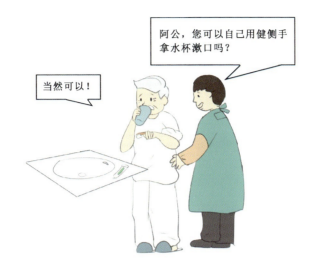

(6) 养老护理员检查老人刷牙后的口腔情况。

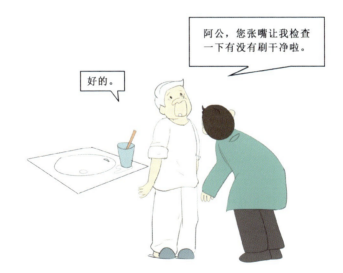

(7) 安置老人,恢复环境。

注意事项:刷牙时叮嘱老人动作要轻柔,以免损伤牙龈。

三、假牙的养护

目的:保持口腔清洁,预防感染病;维护假牙功能,延长假牙使用时间。

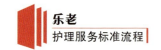

要求：鼓励老人独立完成。

操作程序：

1. 用物准备：水杯一个，牙刷一把，温水。

2. 环境准备：室内环境清洁，温度、湿度适宜。

3. 流程：

(1) 养老护理员在晚间或老人睡前，引导老人坐于洗漱台前并引导其取下假牙。

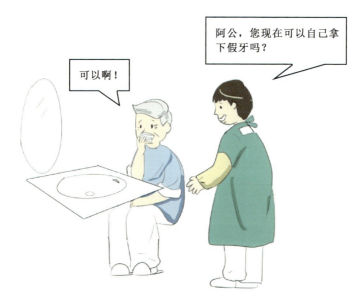

(2) 引导老人将假牙放在水杯中，打开水龙头。

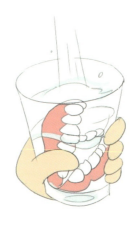

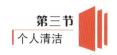

（3）养老护理员左手垫纱布捏住假牙，引导老人用健侧手拿牙刷刷洗假牙各面的食物残屑，并用冷水冲洗干净。

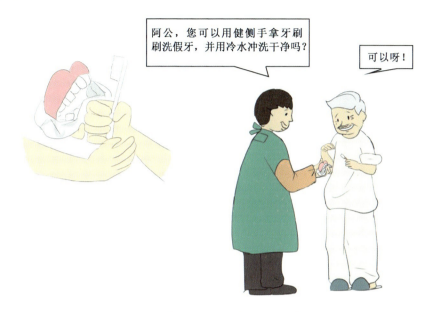

（4）将洗净的假牙浸泡于消毒冷水杯中加盖，一小时后取出晾干，存放于清洁干燥处，以免滋生细菌。

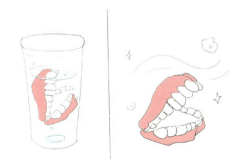

注意事项：

（1）刷洗假牙的牙刷不要太坚硬，以免损伤假牙表面。
（2）假牙的各个面都应刷洗干净。
（3）不可将假牙泡在水里，避免滋生细菌，应保持干燥。
（4）如遇假牙松动、脱落、破裂、折断，但未变形时，应将损坏的部件保存好。

（5）不能用热水浸泡假牙，以免造成假牙变形；不能用酒精擦洗假牙，会使假牙产生裂纹。

（6）使用假牙者多于白天配戴，对增进咀嚼的功能、说话与保持面部形象均有利，但不能长时间的使用假牙，晚间应卸下，以减少对软组织与骨质的压力。

（7）午觉、晚觉、饭后漱口后，假牙须取下来。

（8）假牙下面的牙床需保持清洁。

四、头发的护理——梳头

目的： 保持头发整洁。

要求： 鼓励老人多做力所能及的事，刺激患肢多活动，保持活跃。

操作程序：

1. 用物准备：毛巾、梳子，必要时准备发夹、橡皮圈、老人自己的发饰。

2. 环境准备：室内环境清洁，温度、湿度适宜。

3. 流程：

（1）建议老人多梳头（促进血液循环），询问老人是否要梳头，根据老人的意愿，梳理合适的发型。

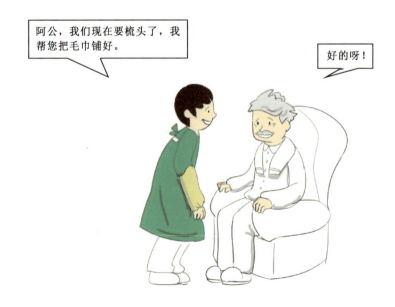

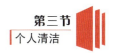

(2)引导老人坐起,将毛巾铺在老人肩头。

(3)老人患肢无法完成大范围的关节活动度时,引导老人健侧手握着患侧手完成梳头。

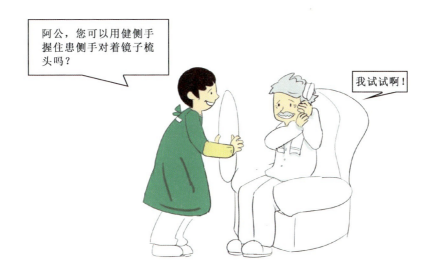

(4)健侧手完成剩余部分的梳头活动。

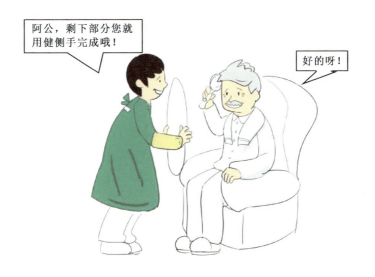

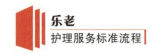

（5）如有特殊发型需求，养老护理员协助完成。

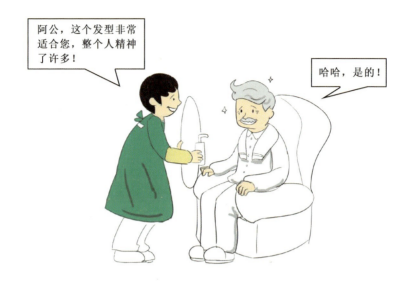

（6）整理老人衣服，安置老人于舒适位。

注意事项：

（1）鼓励老人多活动患肢。

（2）尊重老人个人喜好，尊重老人习惯。

（3）可提供长柄梳子，方便老人梳理。

五、头发的护理——洗头

目的： 保持头发清洁、头皮健康。

要求： 鼓励老人多做力所能及的事，刺激患肢多活动，保持活跃。

操作程序：

1. 用物准备：毛巾、洗发液、梳子、座椅、水盆、吹风机。

2. 环境准备：关闭门窗，调节室温至24℃～26℃。

3. 流程：

（1）根据老人意愿，引导（协助）老人坐于洗漱台前，将毛巾围于老人的颈肩部。

第三节 个人清洁

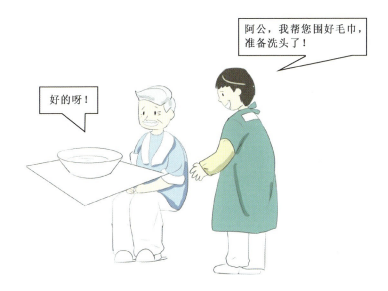

（2）叮嘱老人双手扶稳台沿,闭眼,低头于水盆中。

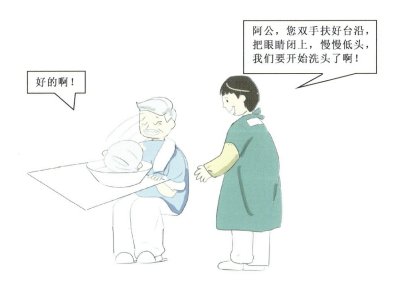

（3）养老护理员一手托住老人前额,另一手用热水淋湿老人头发;涂擦洗发液,揉搓头发并用指腹按摩头皮。

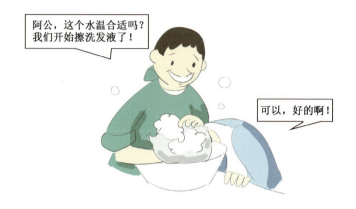

(4) 用干净热水冲洗头发,用毛巾擦净面部及头发。

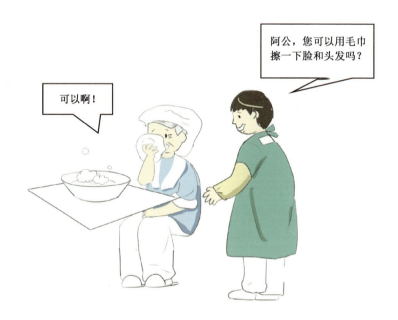

(5) 引导(协助)老人用吹风机吹干头发并将头发梳理整齐。

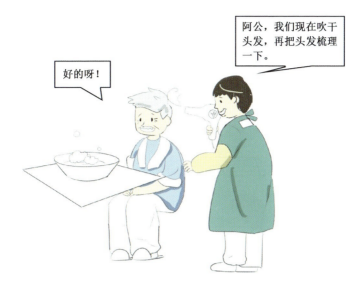

（6）安置老人于舒适位后整理用物。

注意事项：

（1）在洗发过程中，随时注意老人的反应，询问其感受：水温是否合适，揉搓力度是否恰当等，观察并询问老人有无不适，以便及时调整操作方法。

（2）注意室温、水温变化，及时擦干老人头发，防止老人着凉。

（3）操作动作要轻，以减少老人的不适和疲劳。

（4）防止水流入眼、耳朵或打湿衣服；如果打湿，及时更换。

（5）注意地面湿滑，防止老人摔倒。

六、足部的清洁

目的： 保持足部清洁。

要求： 鼓励老人多做力所能及的事，刺激患肢多活动，保持活跃。

操作程序：

1. 用物准备：脚盆内盛温水（42℃左右）、塑料布（橡胶单）、毛巾、剪刀等。

2. 环境准备：关闭门窗，调节室温至22℃～26℃。

3. 流程：

（1）根据老人意愿，协助老人坐起或转移至卫生间坐好。

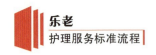

（2）将盛水脚盆放置于老人面前（有必要的话，地上铺好塑料布，保持地面干燥）。

（3）引导老人将裤腿卷起至膝盖处。

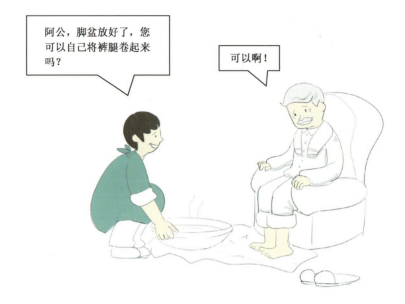

（4）引导老人将健侧脚放入脚盆，询问水温是否合适（由于老人感觉不灵敏，老人的反馈只作参考，还需温度计试水温）。

（5）引导老人将患侧脚也放入脚盆，双脚浸泡。

（6）引导老人用健侧脚搓洗患侧脚，引导老人用小毛巾清洗双脚踝部、足背、足底、趾缝等细节处。

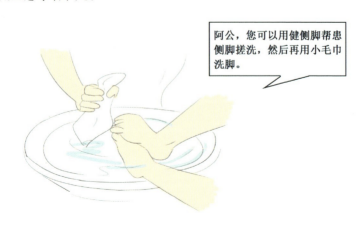

(7) 引导（协助）老人将患侧下肢放至健侧大腿部，用大毛巾擦干患侧脚，穿好袜子并平放于地面；引导（协助）老人用大毛巾擦干健侧脚，穿好袜子并平放于地面。

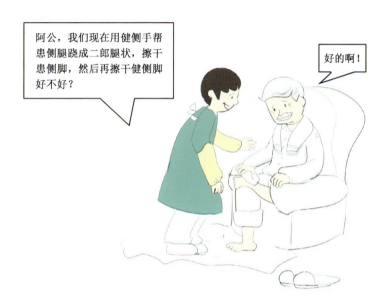

(8) 移开水盆，引导（协助）老人于舒适位。
(9) 整理并恢复环境。

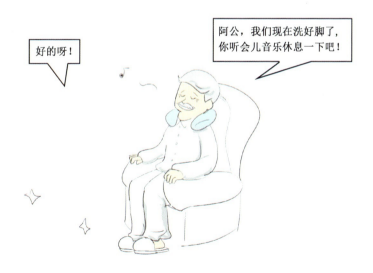

注意事项：

（1）水温不可过热，以免烫伤。

（2）脚盆要放稳，避免沾湿衣物。一旦弄湿，及时更换。

（3）注意趾缝处要洗净。

（4）根据老人习惯涂软膏保护，防止足部皮肤干燥开裂。

（5）注意观察老人脚指甲，预防指甲划破皮肤，指甲过长需修剪。

七、协助老人沐浴——淋浴

目的： 保持身体清洁。

要求： 鼓励老人多做力所能及的事，刺激患侧多活动，保持活跃。

操作程序：

1. 用物准备：淋浴设施（水温40℃左右）、搓澡巾、浴巾、浴液、洗发液、干净的衣裤、梳子、座椅等。

2. 环境准备：关闭门窗，浴室温度以24℃～26℃为宜。

3. 流程：

（1）引导（协助）老人转移至淋浴间。

（2）引导（协助）老人脱去衣裤。

（3）引导（协助）老人坐于淋浴间的座椅上。

（4）协助老人调节好水温。

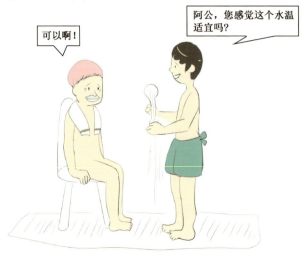

(5) 引导老人用健侧手拿花洒,淋湿全身。

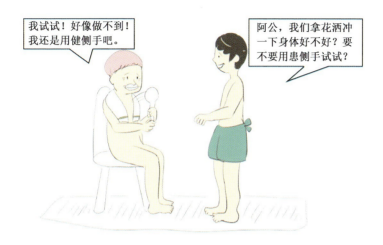

(6) 引导(协助)老人由上至下涂抹浴液,并轻轻揉搓肌肤。

(7) 引导(协助)老人患侧手插进搓澡巾内,健侧手握住患侧手搓洗全身(无法搓洗到的部位由养老护理员协助完成)。

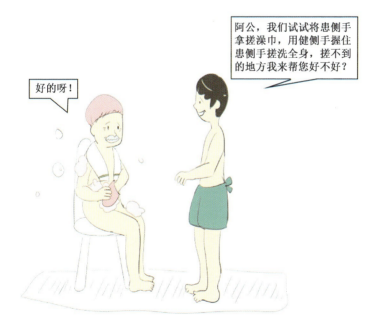

(9)引导(协助)老人将浴液冲洗干净。

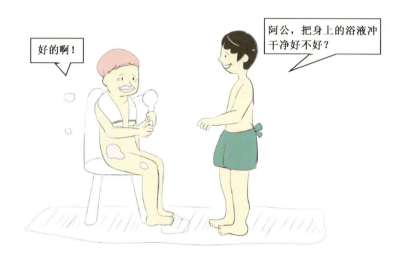

(10)引导(协助)老人用健侧手握着大毛巾擦干全身(可将大毛巾的一边压在患侧腿下,健侧手从背后抓取大毛巾另一侧,擦干后背)。

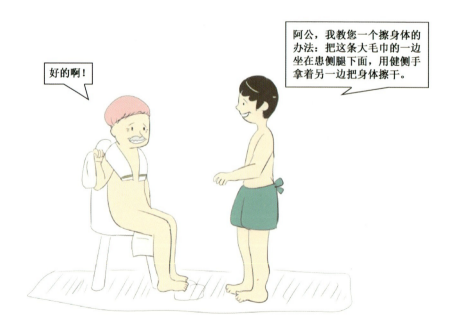

(11) 引导（协助）老人穿好衣裤，并转移至室内。

(12) 整理并恢复淋浴间环境。

注意事项：

(1) 鼓励老人自己动手清洗身体，养老护理员协助清洗老人自己清洗不到的部位。

(2) 在老人身体状况较好的情况下老人要求单独洗浴时，养老护理员需陪在门外，经常询问老人情况。

(3) 浴室地面应放置好防滑垫，叮嘱老人穿好防滑拖鞋，以防老人滑倒。

(4) 先调节水温，再协助老人洗浴；调节水温时，先开冷水后开热水，避免烫伤老人。

(5) 老人沐浴时间不宜过长，水温不可过热，以免发生头晕等不适。

(6) 淋浴应安排在老人进食 1 小时之后，以免影响消化吸收。

(7) 淋浴过程中，随时询问和观察老人的反应。如果老人有不适，应迅速结束操作，告知专业医护人员。

(8) 如有特殊需求，需要家属陪伴。

(9) 当老人出现情绪波动时，不可强制执行，待老人情绪稳定后进行护理。

八、协助老人沐浴——盆浴

目的： 保持身体清洁。

要求： 鼓励老人多做力所能及的事，刺激患肢多活动，保持活跃。

操作程序：

1. 用物准备：浴盆中放水至 1/3～1/2，水温约 40℃（手试水温，温热不烫手），毛巾，搓澡巾，浴液，浴巾，座椅。

2. 环境准备：关闭门窗，地面放置防滑垫；调节浴室温度为 24℃～26℃。

3. 流程：

(1) 引导（协助）老人转移至浴盆旁，用健侧手感受热水水温是否合适。

(2) 引导（协助）老人脱去衣裤（具体参考协助老人穿脱衣裤），搀扶老人进入浴盆坐稳。

(3) 引导（协助）老人用湿毛巾打湿全身。

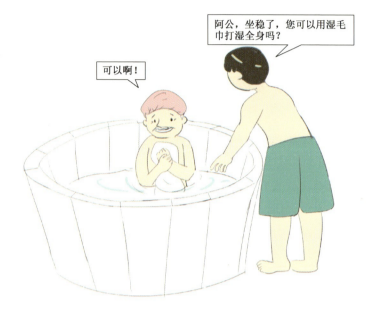

（4）引导（协助）老人由上至下涂抹浴液，并轻轻揉搓肌肤。

（5）引导（协助）老人患侧手插进搓澡巾内，健侧手握住患侧手搓洗全身（无法搓洗到的部位由养老护理员协助完成）。

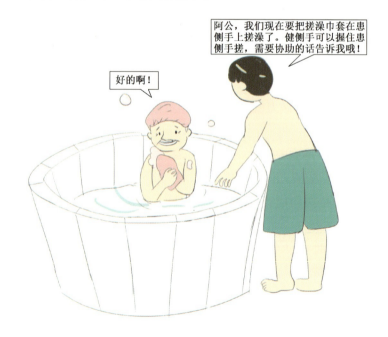

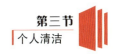

(6) 引导(协助)老人用清水冲洗全身,将浴液冲洗干净。

(7) 扶助老人站起,引导(协助)老人用毛巾迅速擦干老人面部,用浴巾包裹老人身体。

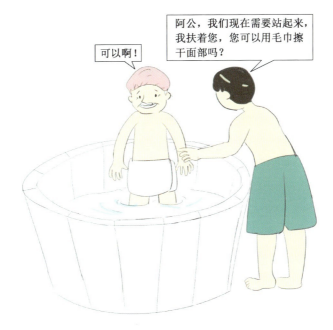

(8) 扶助老人出浴盆,坐在座椅上,协助老人更换干净的衣裤(具体参考协助老人穿脱衣裤)。

(9) 引导(协助)老人回房休息。

(10) 养老护理员将用物放回原处,开窗通风;擦干浴室地面,清洗浴巾、毛巾及老人换下的衣裤。

注意事项:

(1) 鼓励老人自己动手清洗身体,养老护理员协助清洗老人清洗不到的地方。

(2) 在老人身体状况较好的情况下老人要求单独洗浴时,养老护理员需陪在门外,经常询问老人情况。

(3) 浴盆外应放置防滑垫,以防老人滑倒。

(4) 老人盆浴时间不可过长,水温不可过高,水量不可过多,以免引起不适。

(5) 协助老人盆浴时,随时询问和观察老人的反应,如有不适,应迅速结束操作,并告知专业医护人员。

第四节 室内卫生

一、视天气情况,开窗通风

目的:通风换气,减少异味,增加舒适感。
要求:春秋季节,至少每日晨起、午睡后进行通风,每次 30 分钟;冬季天气寒冷,可相对缩短换气时间,约 10 分钟即可;做好老人的室内保暖工作。

二、整理床铺

目的:保持卧室整洁。
要求:
1. 床铺表面做到平整、干燥、无渣屑。
2. 扫床时扫床刷要套上刷套(刷套需浸泡过 500 毫克/升浓度的含氯消毒液,以挤不出水为宜)进行清扫。
3. 一床一套,不可混用。

操作程序:
1. 环境准备:保持室内宽敞明亮,播放老人喜欢的音乐(播放前先询问老人)。
2. 用物准备:干净的被子、枕芯、枕套、床单、被套;脏衣篮、床刷、床刷套。
3. 流程:
(1) 引导老人转移至椅子(轮椅)上,根据老人意愿,帮助铺床或休闲娱乐。
(2) 将要换下的床上用品按顺序撤下,扔至脏衣篮中。

第四节 室内卫生

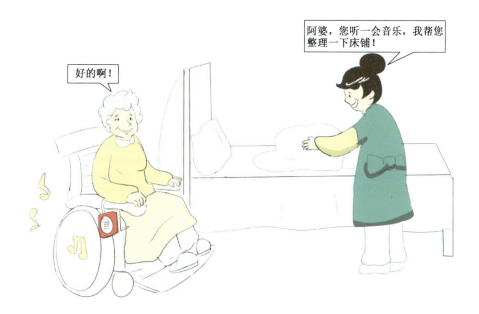

(3) 将干净的物品携至床旁,按使用顺序码放在床尾椅子上(上层床褥、床单,中层被罩、棉胎,下层枕套);检查清扫床铺,整理床垫。

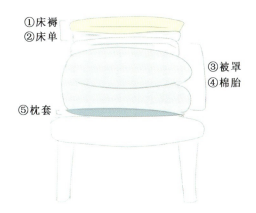

(4) 铺床单的方法如下:

① 将大单横、纵中线对齐床面横、纵中线放于床褥上,同时向床尾一次打开。

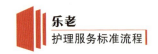

② 将靠近养老护理员一侧(近侧)床单向近侧下拉散开,将远离养老护理员一侧(远侧)大单向远侧散开,养老护理员移至床头,将床单散开平铺于床头。

③ 移至床尾,将床单散开平铺于床尾。

④ 转至床对侧,调整床单,使左右下垂相同距离。

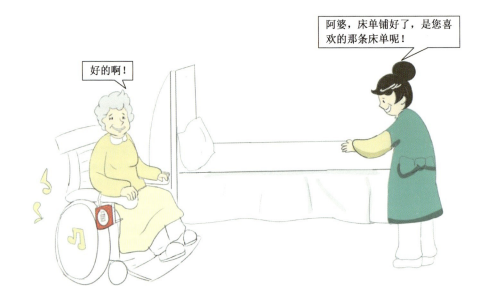

(5) 铺棉被(或毛毯)的方法如下:

① 将被子平铺于床上。

② 将被套反面朝外,平铺于被子上。

③ 对齐四个角,有条件可以固定四角。

④ 站在床尾,将被套与被子整体从没有开口处开始卷。

⑤ 卷至另一边边缘,将被套开口处翻转。

⑥ 从开口处伸进手,逐渐把被子翻转过来。

⑦ 将被子整理平整铺于床面上。

⑧ 整理被子三折叠放于床边(如老人有自己的习惯,按照老人习惯叠放被子)。

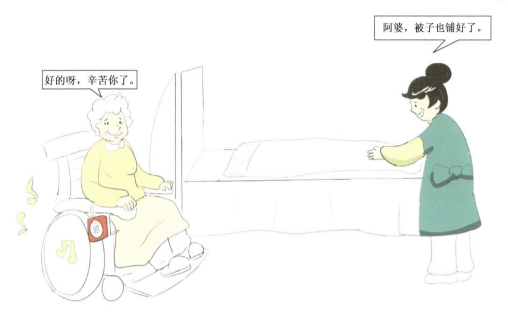

（6）套枕套的方法如下：
① 拍松枕芯，将枕套套于枕芯外。
② 开口处背门，先放于床头。

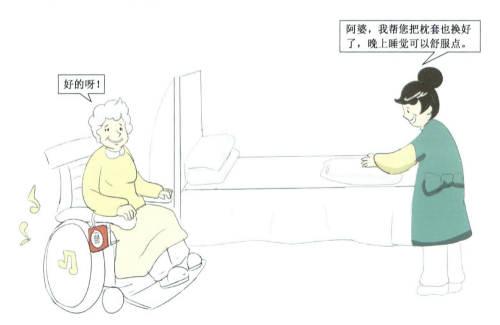

（7）整理用物，洗手。

注意事项：

（1）根据老人意愿，是否参与此服务项目。

（2）铺床前检查床上各部件，如有损坏应先修理，确保舒适、安全。

（3）床单中缝与床中线对齐，四角平整；被头充实，盖被平整。

（4）枕头平整，充实，开口背门。

（5）床铺环境整洁、美观。

（6）治疗、进食前半小时停止铺床活动。

（7）整理家具外的物品，按照从上到下，从内到外的顺序。

（8）如需丢弃物品，务必得到老人的允许。

第五节 饮食照料

一、协助老人进食

目的： 促进老人摄入食物，保证营养均衡。
要求： 鼓励老人多做力所能及的事，刺激患肢多活动，保持活跃。
操作程序：
1. 用物准备：餐具（碗、筷、汤匙）、不同种类的食物、餐巾、抹布等。
2. 环境准备：干净、整齐，餐桌和餐具清洁，根据老人喜好播放音乐。
3. 流程：

（1）根据老人饮食习惯与爱好准备餐食，平放于餐巾上（增大摩擦力，防止餐碗等离老人越来越远）。

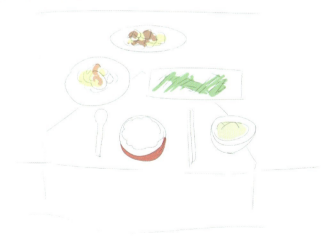

（2）引导（协助）老人到洗手台洗手，坐于餐桌旁。

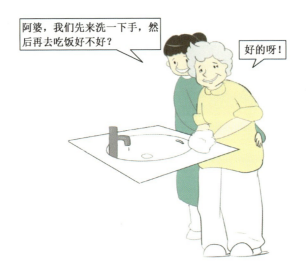

（3）引导老人用健侧手吃饭（如健侧手不是常用手，不习惯用筷子，可改用勺子，不能用正常勺子的需提供特殊辅助餐具）。

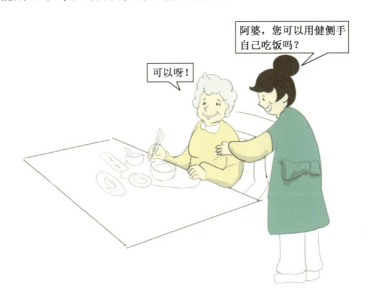

（4）根据老人意愿，养老护理员可陪护在旁或是完成其他护理工作（但仍需时刻关注老人）。

(5) 老人用餐完毕后,引导老人协助养老护理员收拾餐桌,恢复就餐环境。

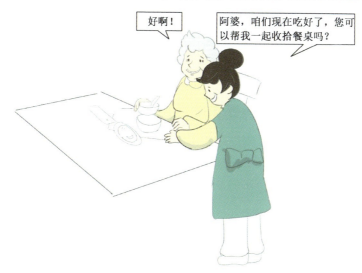

(6) 引导(协助)老人洗手,进行饭后休闲活动。

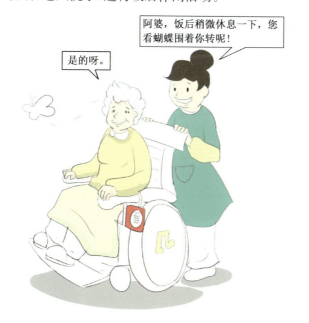

注意事项:

(1) 营造舒适的就餐氛围,增加就餐仪式感。

(2) 科学地安排进餐时间和餐次,少食多餐。

(3)提醒老人进餐速度不能太快,且不能催促老人。

(4)食物要保持温度适中。

(5)两餐之间可适当饮水和吃水果。

(6)听取老人对饭菜的意见。

二、协助吞咽困难的老人进食

目的: 促进老人摄入食物,保证营养均衡。

要求: 鼓励老人多做力所能及的事,促进患肢多活动,保持活跃。

操作程序:

1. 用物准备:餐具(碗、筷、汤匙)、不同种类的食物、餐巾、湿毛巾、抹布等。

2. 环境准备:干净、整齐,餐桌和餐具清洁,根据老人喜好播放音乐。

3. 流程:

(1)根据老人饮食习惯与爱好准备餐食,平放于餐巾上(增大摩擦力,防止餐碗等离老人越来越远)。

(2)餐桌上放清洁的湿毛巾。

(3)引导(协助)老人到洗手台洗手,之后坐于餐桌旁。

(4)协助老人在颈下、胸前围餐巾。

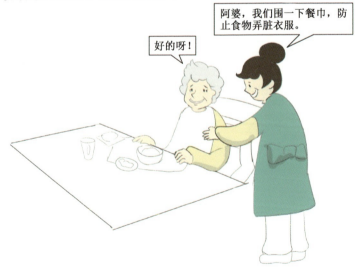

（5）引导（协助）老人饮用适量温水，湿润口腔。

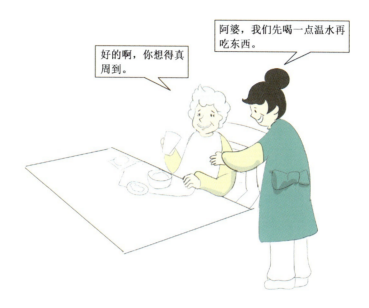

（6）引导（协助）老人进食适量固体食物（具体操作参考协助老人就餐）。

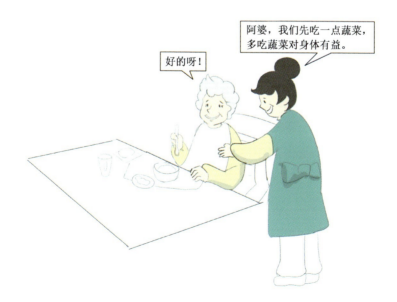

(7) 引导（协助）老人进食流质食物。

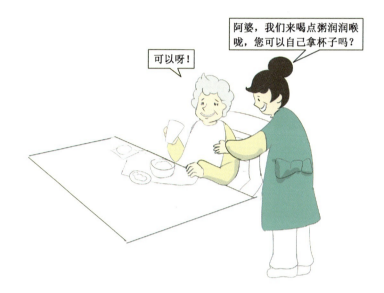

(8) 鼓励老人吞咽。

(9) 养老护理员陪在老人身边，及时给予帮助。

(10) 老人用餐完毕，引导老人协助养老护理员收拾餐桌，恢复就餐环境。

(11) 引导（协助）老人洗手，进行饭后休闲。

注意事项：

(1) 不宜选择圆形、滑溜或带黏性的食物。

(2) 食物应去骨、切细、煮软，必要时将食物用粉碎机打成糊状。

(3) 与老人宣教，前一口吞咽完成之后再进食下一口，进食宜缓慢。

(4) 老人进食时不要分散其注意力。

(5) 就餐工具的选择：宜用薄而小的勺子（如下图）从健侧喂食，尽量把食物放在舌根部。

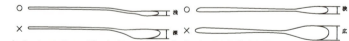

(6) 请专业医护人员对老人进行多次吞咽功能评估。

洼田饮水试验： 是一种较方便常用的吞咽障碍鉴别方法。

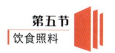

饮水实验的具体操作如下：

患者端坐，以水杯盛温水 30 毫升递给患者，让其将水正常饮下，注意观察患者饮水经过，并记录所需时间和呛咳情况。一般分为下述五种情况：

Ⅰ级(优)：能顺利地 1 次将水咽下，无呛咳及停顿；

Ⅱ级(良)：分 2 次以上，但无呛咳及停顿；

Ⅲ级(中)：能 1 次咽下，但有呛咳；

Ⅳ级(可)：分 2 次以上咽下，但有呛咳；

Ⅴ级(差)：频繁呛咳，不能全部咽下。

诊断标准：

正常：Ⅰ级，在 5 秒内；

可疑：Ⅰ级、在 5 秒以上，或Ⅱ级；

异常：Ⅲ～Ⅴ级。

第六节 排泄照料

一、协助老人排便

目的：促进老人体内新陈代谢，刺激消化系统功能。

要求：鼓励老人多做力所能及的事，刺激患肢多活动，保持活跃。

操作程序：

1. 物品准备：卫生间有坐便器及扶手设施、卫生纸。
2. 环境准备：环境整洁，温、湿度适宜，注意隐蔽。
3. 流程：

（1）询问老人是否要排便，引导（协助）老人转移至卫生间。

（2）引导老人站起，并协助老人松开裤带。

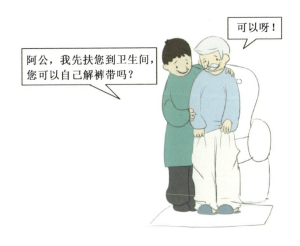

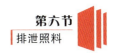

（3）养老护理员给予老人支撑，引导（协助）老人用健侧手将裤子往下拉。

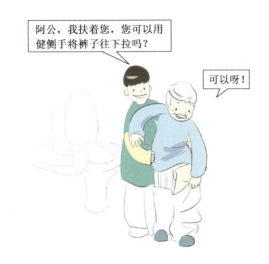

（4）引导（协助）老人坐于马桶上。

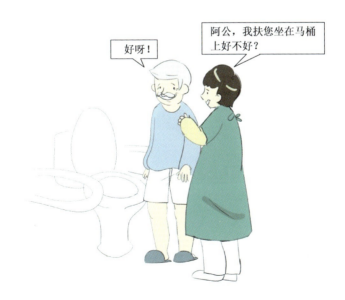

（5）根据老人意愿，养老护理员可陪伴在旁或离开去门外等候（随时询问老人情况）。

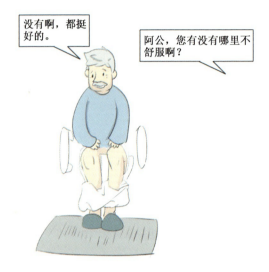

(6)老人排便结束后,引导老人自行清理(若老人无法完成,则养老护理员协助)。

(7)引导(协助)老人站起,并穿好裤子(具体操作参考协助老人穿裤子)。

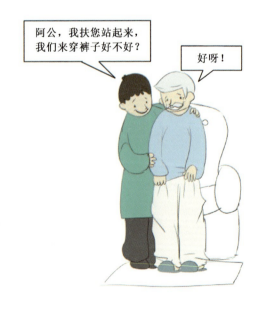

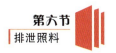

（8）引导（协助）老人转移至洗手池，清洁双手。

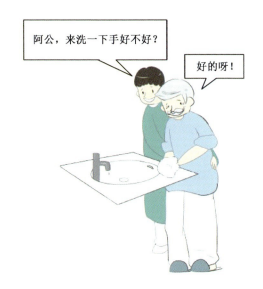

（9）引导（协助）老人转移至卧室或客厅，安置老人于舒适位。
（10）卫生间开窗通风或开启抽风设备清除异味，之后将其关闭。

注意事项：
（1）保持卫生间地面干燥，防止老人跌倒。
（2）建议卫生间设有坐便器并安装扶手，方便老年人坐下和站起。
（3）卫生用品放在老人伸手可以拿取的位置。

二、使用开塞露帮助便秘老人排便

目的：促进老人体内新陈代谢，刺激消化系统功能。
要求：鼓励老人多做力所能及的事，刺激患肢多活动，保持活跃。
操作程序：

1. 物品准备：开塞露、剪刀、一次性护理垫、卫生间有坐便器及扶手设施、卫生纸。

2. 环境准备：环境整洁，温、湿度适宜，注意环境隐蔽。

3. 流程：

（1）养老护理员向老人说明操作方法、目的，消除其紧张、恐惧心理，以取得信任。

（2）养老护理员引导老人完成桥式动作，将裤子脱至膝部，取左侧卧位，臀部靠近床边，臀下垫一次性护理垫。

（3）养老护理员拧开开塞露的盖帽，左手分开老年人臀部，右手持开塞露塑料壳球部。

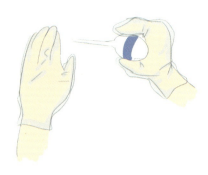

（4）挤出少量药液于卫生纸上，润滑开塞露前端及肛门口。

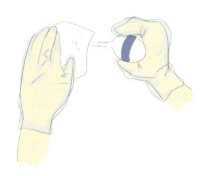

（5）将开塞露细管部分沿直肠壁插入肛门内，叮嘱老人深吸气，用力挤压开塞露塑料壳球部，将药液全部挤入肛门内。

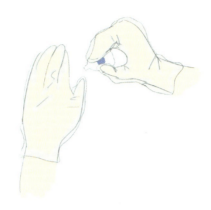

（6）退出开塞露塑壳，为老人擦净肛门处。

（7）叮嘱老人尽量保持体位10分钟；当老人有便意时，养老护理员指导其深呼吸，提肛（收紧肛门）。

（8）10分钟后养老护理员协助老人排便。

（9）养老护理员洗手，安置老人。

（10）与家人说明老人的排便情况，并记录。

注意事项：

（1）使用开塞露前，检查开塞露前端是否圆润光滑，以免损伤肛门周围组织。

（2）患有痔疮的老年人使用开塞露时，操作应轻缓并充分润滑。

（3）对本品过敏者禁用，过敏体质慎用。

（4）开塞露不可长期使用，以免耐受而失去作用。

三、使用腹部按摩法帮助便秘老人排便

目的： 促进老人体内新陈代谢，刺激消化系统功能。

要求： 鼓励老人多做力所能及的事，刺激患肢多活动，保持活跃。

操作程序：

1. 环境准备：温度适宜，关闭门窗，无对流风。

2. 流程：

（1）养老护理员向老人解释，按摩腹部有利于排便，征得老人的同意后进行

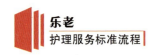

操作。

（2）引导老人洗净双手，并处于舒适体位（坐着、躺着皆可）。

（3）引导（协助）老人将双手重叠置于腹部（健侧手压在患侧手上）。

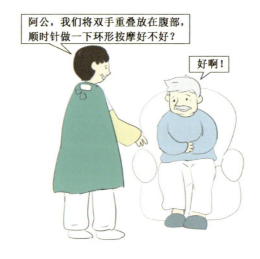

（4）依结肠行走方向（由升结肠起始部开始，向横结肠、降结肠至乙状结肠）顺时针做环形按摩。

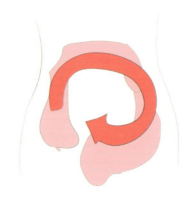

（5）按摩半小时至一小时，可刺激肠道蠕动，帮助排便。

第七节 给药照料

一、服用口服药

目的：缓解机体不适。
要求：鼓励老人做力所能及的事，刺激患肢多活动，保持活跃。
操作程序：

1. 用物准备：水杯、热水壶、纸巾（或老人自己的毛巾）、药物（若药物在老人处，需将药瓶拿出）。

2. 环境准备：清洁、干燥，光线充足。

3. 流程：

（1）根据老人平时吃药时间提醒老人服药或根据说明书提醒老人服药。

（2）在桌上准备好水杯、热水壶和药。

（3）引导（协助）老人转移至提前准备好的桌子旁。

（4）引导（协助）老人将药瓶打开或取出药品。

（5）引导老人先喝口水，再服药。

（6）养老护理员检查一下老人的服药情况。

（7）引导老人把嘴擦干净。

（8）询问老人是否愿意帮忙收拾桌子，恢复环境。

（9）引导（协助）老人转移至客厅或卧室休息。

注意事项：

（1）帮助老人口服药时，应注意药品名称与剂量是否与医嘱相同。

（2）如果药品太大，可为老人切碎后服用。

(3) 老人服药后随时注意观察服药的效果及不良反应。

(4) 当老人有疑问时,应虚心听取,及时向其家人反映老人的意见,同时需向公司领导说明情况。

二、煎中药的方法

操作程序:

1. 用物准备:砂锅、清水、炉灶。

2. 环境准备:宽敞通风。

3. 流程:

(1) 每次加水煎药前先用清水将药物浸泡 30 分钟。

第一煎:加水量应以超过药表面约 3 厘米为宜。

第二煎:水量酌减,滋补性中药应酌情多加水。

(2) 煎药的时间。

第一煎:药煮沸后煎 20 分钟。

第二煎:药煮沸后煎 15 分钟,药的品质坚硬者可酌情多煎 5~10 分钟,清热、发表的药煎的时间要短一些。

(3) 煎药火候的掌握。

一般中药未煮沸时用急火(大火),煮沸后用文火(小火),煮的过程中需要经常搅拌。

(4) 煎药的次数和量。

① 一般每副中药需煎两次,每次煎至药量约 150 毫升;将两次煎的药量混合在一起共 300 毫升,分成两份,早晚各服一次。

② 滋补药可煎三次,混合在一起分成两份,早晚各服一次。

③ 如果老人服药困难,药汁可在煎药的过程中适量浓缩,以便于服用。

注意事项:煎中药应用砂锅、搪瓷锅,不可用铁锅、铝锅。

三、使用膏药的方法

操作程序:

1. 用物准备:膏药、热毛巾、热水壶。

2. 环境准备：温度适宜，关闭门窗，无对流风。

3. 流程：

（1）引导（协助）老人处于合适位置并暴露患处或穴位处。

（2）引导（协助）老人将患处或穴位处的皮肤用热毛巾或鲜姜片擦净。

（3）将膏药在暖气、热水壶或火炉上烤一下，使其变热变软，揭开贴患处。

（4）贴后注意观察，如果发现局部疼痛、瘙痒或有红肿、起泡等现象，则立即取下停用。

（5）引导（协助）老人整理衣物，安置老人取舒适体位。

注意事项：

（1）注意环境温度适宜，预防老人受凉感冒。

（2）老人无法够到的地方由养老护理员协助老人完成。

（3）注意观察用药后情况，如有不适，立即停用；与家属说明老人用药情况。

第八节 观察照料

一、皮肤、头发、指(趾)甲的观察

目的：通过仔细的观察能够及时发现老人的不适,及时进行处理,防止病情加剧。

要求：对老人的情况有整体的了解,知道重点观察内容。

操作程序：

1. 用物准备：手电筒(根据病情)、记录本、笔。

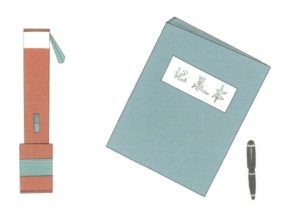

2. 环境准备：光线充足或自然光线,室内安静,温度适宜。
3. 流程：
(1) 询问老人皮肤、头发是否瘙痒,是否有疼痛或麻木的感觉。

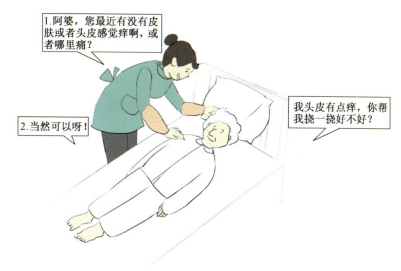

（2）观察老人头发有无脱落、皮肤颜色是否红润,有无水泡、糜烂、溃疡、流水、裂口、抓痕、出血点等(机体营养不良时,皮肤呈苍白色;发热时皮肤呈潮红色;缺氧时发紫;冻疮时身体暴露部位有大小不等的紫红色或青紫色肿胀块)。

（3）查看指甲薄厚度、光泽、长短和形状(是否嵌甲)。

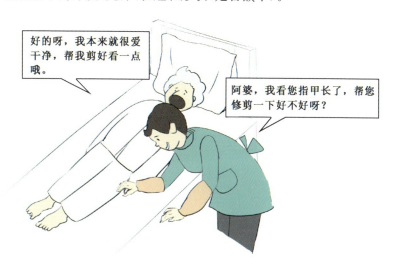

（4）触摸老人皮肤及双手的温度和湿度是否适中。

（5）捏起上臂内侧或手背皮肤组织查看弹性是否降低,是否松弛、发硬。

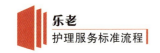

（6）按压下肢足背或踝部查看是否水肿，发现异常情况及时联系医护人员进行处理。

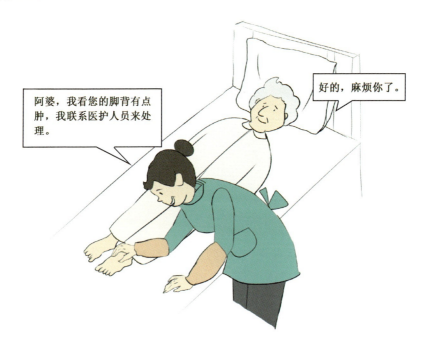

（7）一旦发现异常情况及时通知老人家属、医护人员。

注意事项：

（1）态度认真、和蔼，室内光线充足，温度适宜。

（2）查看的顺序是：先查身体上部，后查下部，并及时准确地记录观察结果。

（3）发现异常及时带老人就诊，遵医嘱用药。

二、咳喘的观察

目的：通过仔细的观察能够及时发现老人的不适，及时进行处理，预防病情加剧。

要求：对老人的情况有整体的了解，知道重点观察内容。

操作程序：

1. 用物准备：记录本、笔。

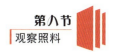

第八节 观察照料

2. 环境准备：室内温度和湿度适宜，宽敞明亮、适宜操作。
3. 流程：

（1）询问老人咳喘出现的时间，性质（干咳或湿咳），发作的节律。

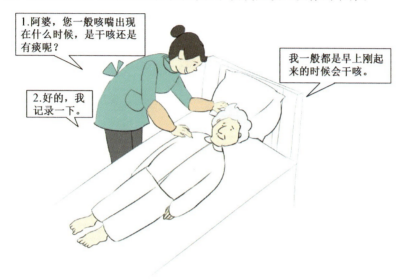

（2）是否伴血痰，血痰量、黏稠度。

（3）是否发热，疼痛（头痛、胸痛等），胸闷，憋气，气短，心慌。

（4）观察老人面色，是否出现呼吸急促、费力的情况，鼻翼有无翕动。

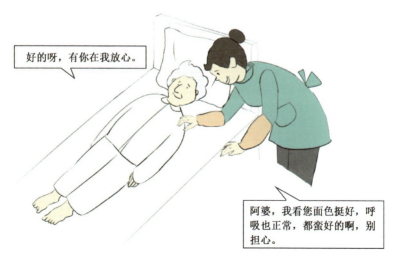

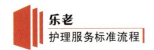

(5) 有无痰液,痰液颜色,黏稠度。

(6) 痰液是否容易咳出,痰液气味。

(7) 老人的神志状态。

(8) 将一手掌尺侧放在老人额头部,触摸是否发热。

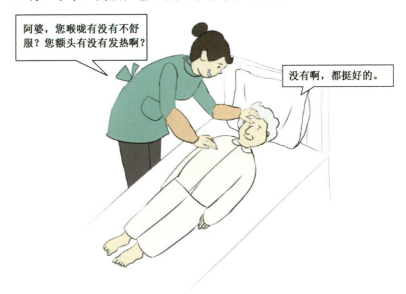

(9) 将食指、中指和无名指放在老人前臂桡动脉搏动处,能摸脉搏是否加快。

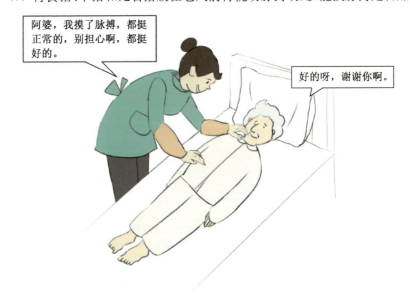

（10）注意听老人的呼吸是否急促或减慢，是否费力，呼吸音有无加粗，有无憋喘现象。

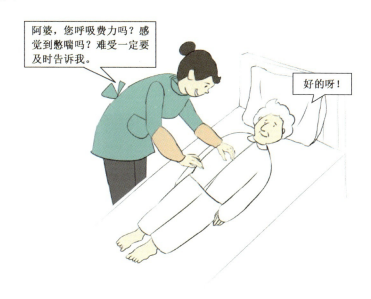

（11）一旦发现异常情况，及时通知老人家属和相关医护人员。

注意事项：

（1）态度认真、和蔼。

（2）及时准确地记录观察结果。

（3）发现异常及时就诊，遵医嘱用药。

三、血压的测量

方法一：汞柱式血压计测量法

目的： 通过对血压状况的了解和控制，预防与高血压相关的疾病。

要求： 动作轻柔快速，减轻老人不适。

操作程序：

1. 用物准备：汞柱式血压计、听诊器。
2. 环境准备：宽敞明亮、适宜操作。

3. 流程：

(1) 测量前，叮嘱老人休息 15 分钟，以消除劳累或缓解紧张情绪，以免影响血压值。

(2) 老人取坐位或仰卧位，露出上臂。

(3) 将衣袖卷至肩部，袖口不可太紧，防止影响血液循环。

(4) 必要时脱袖，伸直肘部，手掌向上。

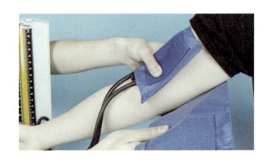

(5) 放平血压计，打开盒盖呈 90 度垂直位置。

(6) 取袖带，平整无折地缠于老人上臂，袖带下缘距肘窝 2～3 厘米，松紧以能放入一指为宜（过紧会导致血管在袖带未充气前已受压，测得血压偏低；过松可使气袋呈气球状，导致有效测量面积变窄，测得血压偏高）。

(7) 打开汞槽开关。

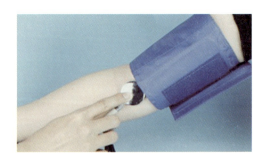

(8) 戴好听诊器，在肘窝内侧处摸到肱动脉搏动点，将听诊器胸件紧贴肱动脉搏动处。

(9) 照护人员一手固定胸件，另一手关闭气门的螺旋帽，握住输气球向袖带内打气至肱动脉搏动音消失（此时袖带内的压力大于心脏收缩压，动脉血流被阻

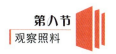

第八节 观察照料

断,无血通过),再上升20 mmHg。

(10) 然后慢慢松开气门,使汞柱缓慢下降,并注视汞柱所指的刻度。

(11) 当袖带内压力下降和心脏收缩力相等时,血液即能在心脏收缩时通过被压迫的血管,从听诊器中听到第一声搏动音,此时汞柱上所指刻度,即为收缩压。

(12) 随后搏动声继续存在并增大,当袖带内压力逐渐降至与心脏舒张压力相等时,搏动音突然变弱或消失,此时汞柱所指刻度为舒张压(世界卫生组织统一规定,以动脉音消失为舒张压,但目前多数仍以动脉音变调为舒张压读数;当变音和消失音之间有差异或者是危重老人时,两个读数都应记录)。

(13) 测量完毕,排空袖带内余气,拧紧气门的螺旋帽,整理袖带放回盒内。

(14) 将血压计向汞槽倾斜45度角时关闭汞槽开关(防止汞倒流)。

(15) 将测得的数值以"收缩压/舒张压"方式记录;若口述血压数值时,应先读收缩压,后读舒张压。

(16) 安置老人取舒适体位。

注意事项:

(1) 定期检查血压计。方法是:关紧活门充气,若汞不能上升至顶部,则表示汞量不足或漏气,该血压计不得使用。

(2) 为了免受血液重力作用的影响,测血压时,心脏、肱动脉和血压计"0"点应在同一水平位上。

(3) 需要密切观察血压的老人,应尽量做到"四定",即定时间、定部位、定体位、定血压计,以确保所测血压的准确。

(4) 当发现血压异常或听不清时,应重测。先将袖带内气体驱尽,汞柱降至"0"点,稍待片刻,再测量。

(5) 打气不可过猛、过高,以免汞溢出;汞柱出现气泡时,应及时调节、检修。

(6) 为偏瘫病人测血压时,应测量健侧,以防患侧血液循环障碍,不能真实地反映血压的动态变化。

方法二:电子血压计测量法(手腕式)

目的: 通过对血压状况的了解和控制,预防与高血压相关的疾病。

要求: 动作轻柔快速,减轻老人不适。

操作程序：

1. 用物准备：电子血压计（手腕式）。

2. 环境准备：宽敞明亮、适宜操作。

3. 流程：

（1）在安静、放松的氛围内，引导老人坐正，将双脚平放于地面。

（2）引导老人移开手腕处所有衣物，以便腕带能直接缠绕在裸露的皮肤上。

（3）叮嘱老人将手伸直，掌心向上。

（4）在离手掌心 1 厘米处，引导老人将血压计带上手腕，显示屏向上，扣上腕带，松紧度以老人感觉舒适为主。

（5）引导老人前臂向上弯曲，并贴近于胸前放置，使腕带与心脏平齐，右手轻托左胳膊肘。

（6）按开始键，待自动充气、完全放气后，就可以直接从显示屏读取血压数据，记录数据。

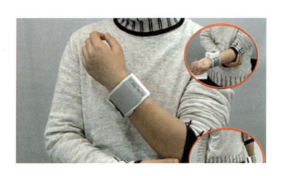

注意事项： 定期检查电子血压计，保证精准性。

第九节 消 毒

一、日光消毒

目的：防止疾病的发生和传播，保护易感染人群（老人）和工作人员，增进老人和他人的健康。

要求：充分暴晒、充分消毒。

操作程序：

1. 用物准备：肥皂、清水、晾衣竿、椅子。
2. 环境准备：阳光充足、空气清新、适宜操作。
3. 流程：

（1）将物品拿到阳光下，直接暴晒6~8小时。

（2）每隔2小时翻动一次，保证各面均被直接照射到。

（3）清扫物品表面，将物品放回原处。

注意事项：

（1）态度认真，动作轻稳。

（2）需在户外的阳光下直接照射。

（3）为保持清洁，物品应经常暴晒。

（4）此方法受天气限制，需关注天气情况。

二、煮沸消毒

目的：防止疾病的发生和传播，保护易感染人群（老人）和工作人员，增进老

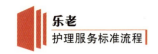

人和他人的健康。

要求：充分煮沸、充分消毒。

操作程序：

1. 用物准备：锅、去污粉、清水、待煮沸物品、清洁器械、计时器。

2. 环境准备：宽敞明亮、适宜操作。

3. 流程：

（1）煮沸前，锅内倒入煮开的清水。

（2）物品用去污粉在流水下刷洗，清水冲净。

（3）物品放入煮锅内。

（4）煮沸时，物品完全被浸没在水中。

（5）带盖物品要打开盖子，容器之间隔开、不重叠，将锅盖盖严密。

（6）水沸后计时 10～15 分钟。

（7）煮沸后，关掉火源。

（8）用清洁的工具把物品从煮锅内取出，放入适当的容器。

注意事项：

（1）态度认真，动作轻稳，保证安全。

（2）水沸后不得再添加物品，若需添加应从第二次水沸后重新计时。

（3）橡胶类和玻璃类物品事先用纱布包好。

（4）玻璃类物品应在冷水或温水时放入煮锅内，以免炸裂。

（5）橡胶类物品须待水沸后放入煮锅内，避免变软、变形。

三、浸泡消毒

目的：防止疾病的发生和传播，保护易感染人群（老人）和工作人员，增进老人和他人的健康。

要求：充分浸泡、充分消毒。

操作程序：

1. 环境准备：宽敞明亮、适宜操作。

2. 用物准备：去污粉、带盖容器、消毒液、待消毒物品、计时器。

3. 流程：

(1) 浸泡前,流水下用去污粉刷洗物品。

(2) 清水冲净,擦干,放入带盖容器。

(3) 浸泡时,倒入消毒液,物品完全浸没。

(4) 物品若有管腔,需要将消毒液注入腔内。

(5) 盖和轴节需打开,盖紧浸泡。

(6) 计时 30 分钟。

(7) 浸泡后须用清水冲净,无消毒液后备用。

注意事项:

(1) 凡是耐湿不耐热的物品均可用此方法。

(2) 严格掌握消毒液浓度和浸泡时间。

(3) 性质不稳定的消毒液应现用现配,确保消毒液的浓度。

(4) 消毒液应避光、加盖、密闭保存。

四、擦拭消毒

目的: 防止疾病的发生和传播,保护易感染人群(老人)和工作人员,增进老人和他人的健康。

要求: 充分擦拭、充分消毒。

操作程序:

1. 环境准备:宽敞明亮、适宜操作。

2. 用物准备:待擦拭物品、消毒液、水盆、抹布、手套。

3. 流程:

(1) 擦拭床、桌椅。

(2) 水盆内倒入消毒液,戴手套。

(3) 抹布蘸取消毒液,拧干不滴水。

(4) 擦拭床和桌椅各面。

(5) 每擦拭一套家具要更换抹布。

(6) 倒掉脏水,清洗水盆和抹布。

(7) 晾干物品,开窗通风。

注意事项：

（1）动作轻稳。

（2）应选用对人体无毒或者毒性低、易溶于水、无显著气味和刺激性的消毒液。

（3）注意保护皮肤，防止损伤。

五、洗手技术

目的：防止疾病的发生和传播，保护易感染人群（老人）和工作人员，增进老人和他人的健康。

要求：按照七步洗手法进行洗手消毒（如下图）。

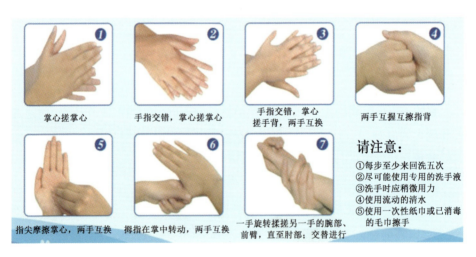

操作程序：

1. 环境准备：宽敞明亮、适宜操作。

2. 用物准备：洗手池设备、清洁剂（通常为肥皂、洗手液或含杀菌成分的手消毒液）、擦手纸或毛巾、盛放擦手纸或毛巾的容器。

3. 流程：

（1）准备：打开水龙头，调节合适水温。

（2）湿手：湿润双手，关上水龙头并取清洁剂涂抹。

(3) 揉搓：按序揉搓双手、手腕及腕上 1 厘米,持续 15 秒。

(4) 冲洗：打开水龙头,流水冲净。

(5) 干手：关闭水龙头,用擦手纸或毛巾擦干双手。

注意事项：

(1) 每步至少来回洗五次。

(2) 尽可能使用专用的洗手液。

(3) 洗手时应稍加用力。

(4) 使用流动的清水。

(5) 使用一次性纸巾或已消毒的毛巾擦手。

第十节 冷热疗法

一、热水袋的使用

目的：促进浅表炎症的消散和局限、缓解疼痛、减轻深部组织充血、保暖。

要求：通过热疗缓解老人的不适。

操作程序：

1. 用物准备：热水袋及布套，水罐内盛热水，水温计，擦布。

2. 环境准备：宽敞明亮，室温适宜。

3. 流程：

(1) 了解老人情况，说明需使用热水袋。

(2) 测量水温，调节温度至50℃。

(3) 放平热水袋，去塞，左手持热水袋口边缘，右手灌水。

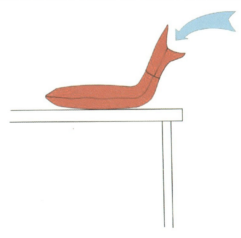

(4）一边灌一边提高热水袋，使水不致溢出，一般灌至热水袋容积的 1/2 或 2/3 即可。

（5）将热水袋慢慢放平，排出袋内空气，拧紧塞子，擦干袋口。

（6）倒提热水袋并轻挤一下，检查无漏水后装入布套中，将热水袋放置于所需放置的部位。

（7）用毕将水倒净，倒挂晾干后吹入空气，拧紧塞子，放于阴凉处。

注意事项：

（1）必须加强责任心，严防引起烫伤。

（2）老年人使用热水袋时，水温不超过 50℃。

（3）热水袋应用布套包裹，以免直接接触老人的皮肤引起烫伤。

（4）经常观察皮肤的颜色，发现局部皮肤潮红时，应立即停止使用，并在局部涂凡士林或温敷 95％酒精，有止痛和抑制渗出的作用。

（5）热水袋如需持续使用，应及时更换热水。

二、冰袋的使用

目的： 减轻局部充血或出血、减轻疼痛、防止炎症扩散和化脓、降低体温。

要求： 通过冷疗缓解老人的不适。

操作程序：

1. 用物准备：冰袋及布套，冰块，盆，锤子，帆布袋或木箱，勺，擦布。

2. 环境准备：宽敞明亮，室温适宜。

3. 流程：

（1）了解老人情况，与老人说明须使用冰袋。

（2）将冰块放入帆布袋内，用锤子敲碎，放入盆中，用水冲去棱角及污垢，以免损坏冰袋，使老人不适。

（3）将冰块装入冰袋内约 1/2，驱出空气。

（4）夹紧袋口并倒提抖动，检查有无漏水，擦干后装入布套。

（5）将冰袋放于需要部位。

（6）用毕整理用物，将冰袋倒置后晾干。

（7）保存时吹入少许空气，拧紧袋口放于干燥阴凉处，以免橡胶粘连。

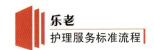

注意事项：

(1) 使用过程中,要随时查看冰袋有无漏水,并注意观察皮肤的反应。

(2) 一旦发现局部皮肤发紫,有麻木感,应立即停止使用冰袋,防止引起冻伤。

(3) 冰块融化后,需要时可重装。

第十一节 睡眠照料

一、促进睡眠的护理措施

目的：促进老人优质睡眠，使老人得到充分的休息。

要求：尽可能帮助老人达到身心的放松，减少甚至消除睡眠环境内的各类刺激。

操作流程：

1. 用物准备：合适的枕头与盖被。

2. 环境准备：昏暗的光线、适宜的温度和湿度、降低或消除声源、排除环境中的异味。

3. 流程：

（1）了解老人平时睡眠习惯，尽可能根据老人的睡眠习惯安排入睡。

（2）营造良好的睡眠氛围。

① 减少室内灯光。

② 减少室内噪音源，把小家电等物品移出卧室。

③ 调节室内温、湿度至适宜。

（3）引导老人做好有利于睡眠的准备。

① 建议老人饭后散步，增加运动量，以帮助消化且利于睡眠。

② 睡前半小时喝热牛奶、泡脚等，有利于身心放松，且促进足部血液循环。

③ 引导老人做头部按摩、肌肉放松训练等，有利于老年人入睡。

➢ 缓解上半部身体与颈部肌肉紧张的练习：

a. 缓慢旋转头部,耸肩,松弛肩肌。

b. 自肩部旋转双臂,按顺序活动,每次 10～15 分钟。

➢ 腹式呼吸法：

a. 采取自认为最舒适的体位,将双臂随意放置于身体两侧。

b. 进行腹式吸气,同时尽可能扩大胸廓,放松腹肌。

c. 平静地完成一次吸气动作后,缓慢地进行呼气,时间较吸气慢一半。

d. 在腹式呼吸的同时,依次放松全身肌肉,自足部开始至头部。

➢ 肌肉松弛活动练习：

a. 环境要安静,并采取自然轻松的姿势,使全身肌肉放松。

b. 闭上双目,做深呼吸。

c. 脑海里呈现一幅宁静的图画,并在每次呼气时重复一个对自身有特殊意义的词或字,如"安静"在上述活动时,按顺序放松全身肌肉,自足部开始至头部。

d. 反复进行,每次 15～20 分钟。

e. 结束时静坐数分钟,顿感全身轻松。

二、睡眠障碍老人的护理

如发现老人有睡眠障碍,应建议及时就医。

1. 失眠的老人。

（1）提供诱导睡眠的措施,如睡前喝少量温牛奶、进行放松和深呼吸练习、背部放松、自我催眠等。

（2）心理障碍引起的睡眠困难,可采用安慰剂治疗。

（3）睡眠过多的老人,指导其控制饮食,减轻体重,增加有趣和有益的活动,并限制睡眠的时间。

（4）发作性睡眠的老人,应根据医嘱选用药物治疗,指导其学会自我保护,注意发作前兆,减少意外发生。

（5）睡眠性呼吸暂停的老人,应指导其采取正确的睡眠姿势,以保持呼吸道通畅。

（6）患有梦游症的老人,应采用各种预防措施,如将卧室中的危险物品移开、锁门等。

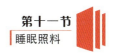

2. 服用镇静催眠药物的老人。

注意防止药物依赖和抗药性,避免长时间连续用药,用药的同时结合其他促进睡眠的措施,帮助老人建立良好的睡眠形态。

(1) 协助老人严格控制用药剂量;注意老人药物代谢动力学改变的特点,慎重给药,用药剂量要小(相当于一般成人量的 $1/3 \sim 1/2$),用药天数不宜太长(每月不超过 20 天,连续服药最好不超过 3 个月)。

(2) 严密观察药物的不良反应,注意用药安全,避免老人对药物产生依赖性。

(3) 注意观察老人对镇静催眠药的依赖性,及时纠正老人滥用药物的现象。

第三章 全护理老人护理流程

第一节 体位转移和安全移动

一、协助老人体位转移和安全移动

(一) 协助老人移向床头

目的：促使老人被动活动,锻炼肌肉,保持舒适体位。

操作程序：

1. 用物准备：软枕。

2. 流程：

(1) 向老人解释,征得同意后,使老人呈去枕平卧位,将枕头横立于床头(避免老人头部受伤)。

(2) 养老护理员站在老人身体一侧,按压老人大关节处,给予老人躯体刺激,反馈至大脑,使老人机体也有转移的准备。

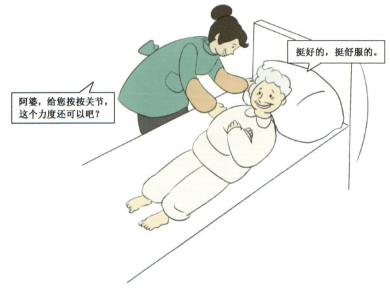

第一节
体位转移和安全移动

（3）养老护理员协助老人环抱两臂，两臂放于胸前（如老人能配合，可让老人健侧的手握住床头栏杆），双膝弯曲，两小腿撑于床上。

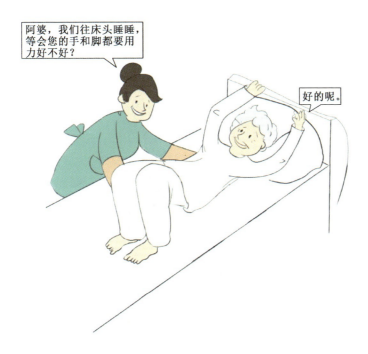

（4）两名养老护理员分别站在床的两侧，对称地托住老人肩部和臀部，也可一人托肩部、腰部，另一人托背部、臀部，两人配合将老人移向床头。

（二）协助老人移向床边（一人法）

目的：促使老人被动活动，锻炼肌肉，保持舒适体位。

操作程序：

1. 用物准备：床挡。
2. 流程：

（1）向老人解释，征得老人同意。

（2）养老护理员站在老人身体一侧，按压老人大关节处，给予老人躯体刺激，反馈至大脑，使老人机体也有转移的准备。

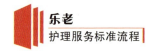

（3）养老护理员协助老人环抱两臂并放于胸前（如有床栏，须拉起床栏）。

（4）养老护理员将远离老人头部的手，经老人胸前绕过，托起老人的头部。

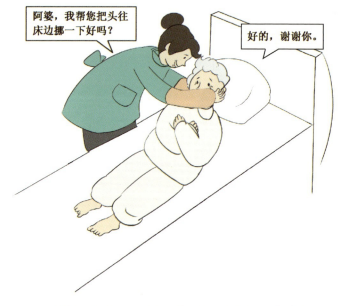

（5）养老护理员用近侧手将枕头移到近侧，慢慢将老人头部移到近侧枕上。

（6）养老护理员协助老人肩部移向近侧。

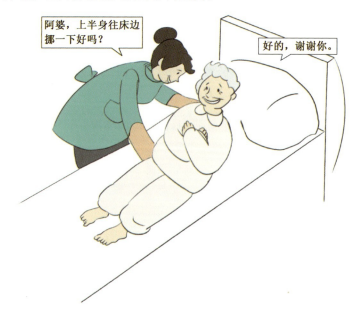

（7）养老护理员两腿略分开，两腿屈膝，重心放低（以增加身体的稳定性）。

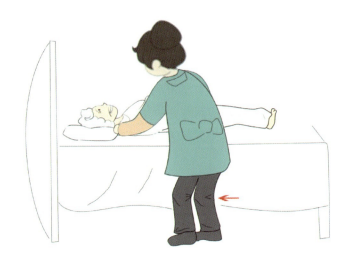

（8）一手经老人颈下抱住老人对侧肩部，另一手经老人臀部抱住老人对侧髋部，将老人上半身移向近侧。

（9）一手经老人臀部抱住老人对侧髋部，另一手抱住老人大腿部，将老人下半身移向近侧。

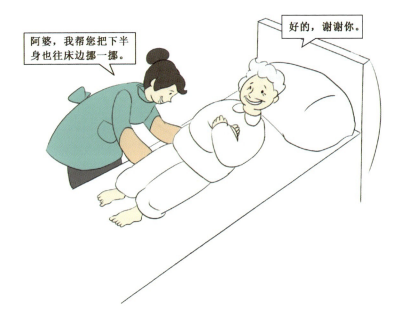

(10) 整理床铺。

(三) 协助老人移向床边 (二人法)

(1) 向老人解释,征得老人同意。

(2) 养老护理员站在老人身体一侧,按压老人大关节处,给予老人躯体刺激,反馈至大脑,使老人机体也有转移的准备。

(3) 养老护理员协助老人环抱两臂并放于胸前(如有床栏,须拉起床栏)。

(4) 靠近床头的养老护理员将远离老人头部的手,经老人胸前绕过,托起老人的头部。

(5) 用近侧手将枕头移到近侧,慢慢将老人头部移到近侧枕上。

(6) 靠近床头的养老护理员抱住老人肩部,另一名养老护理员抱住老人髋部和大腿部,将老人慢慢移向近侧。

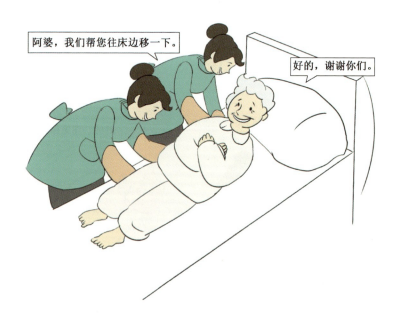

(四) 协助老人翻身侧卧 (从仰卧位到侧卧)

目的:促使老人被动活动,锻炼肌肉,保持舒适体位。

第一节
体位转移和安全移动

操作程序：

1. 用物准备：软枕。

2. 流程：

(1) 向老人解释，征得老人同意。

(2) 养老护理员站在老人要翻向的对侧，按压老人大关节处，给予老人躯体刺激，反馈至大脑，使老人机体也有转移的准备。

(3) 养老护理员协助老人环抱两臂并放于胸前（如有床栏，须拉起床栏）。

(4) 养老护理员将远离老人头部的手，经老人胸前绕过，托起老人的头部。

(5) 养老护理员用近侧手将枕头移到近侧，慢慢将老人头部移到近侧枕上。

(6) 养老护理员协助老人肩部移向近侧。

(7) 养老护理员一手放在老人腰下，另一手放在老人臀下，将老人身体移向近侧。

(8) 养老护理员协助老人双膝屈曲，两腿立于床上，一手扶住老人近侧肩部，另一手扶住老人膝部，双手同时用力，协助老人翻身侧卧对侧。

(9) 翻身侧卧后，老人上面的腿屈曲，下面的腿伸直，在老人两臂间、两腿间和背部各放一个软枕（保持老人舒适）。

(10) 拉上床栏。

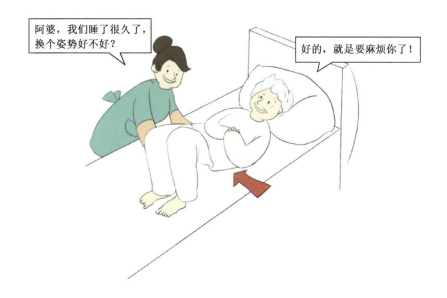

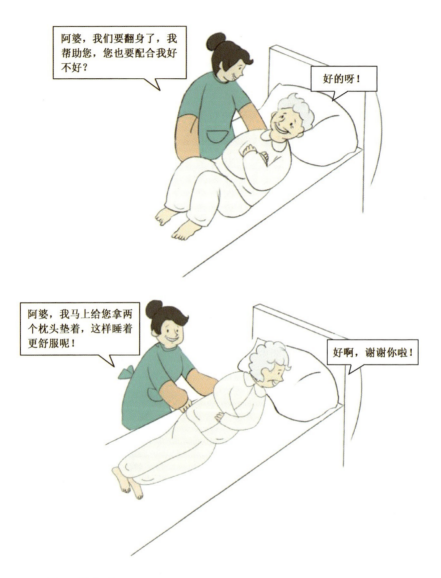

(五) 协助老人坐起

目的：促使老人被动活动，锻炼肌肉，保持舒适体位。

操作程序：

1. 用物准备：软枕。
2. 流程：

（1）向老人解释，征得老人同意。

（2）拉起床栏，将床摇起至45°～60°，背后垫软枕，保持躯干平衡。

（3）协助老人双膝屈曲，两腿立于床上，膝盖中间夹软枕。

二、平车搬运法

目的：运送长期卧床、有行动障碍的老人。

操作程序：

1. 用物准备：平车（各部分性能良好），被子或毛毯。

2. 流程：

（1）一人搬运法。

① 将床旁椅移至对侧床尾，松开盖被。

② 推平车至床尾，使平车头端与床尾成钝角，拉好刹车，固定平车。

③ 养老护理员一手自老人腋下伸至肩部外侧，另一手伸至老人腘窝处，协助老人双手交叉于养老护理员颈部。

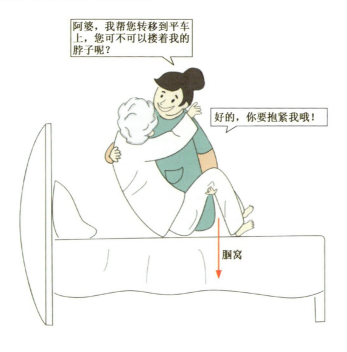

④养老护理员托起老人轻放于平车上。

（2）二人搬运法。

①同一人搬运法移床旁椅、松盖被、放妥平车。

②养老护理员甲、乙二人站在床边，将老人双手置于腹上，协助其移动至床沿。

③甲一手臂托住老人头、颈、肩部，另一手臂托住老人腰部；乙一手臂托住老人臀部，另一手臂托住老人腘窝处。二人同时托起，使老人身体向养老护理员倾斜。

④同时移步走向平车，将老人轻放于平车上。

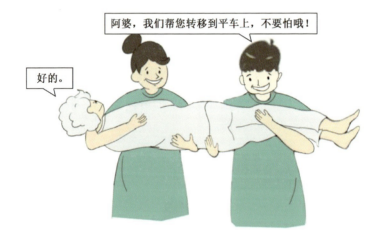

（3）三人搬运法。

①同一人搬运法移床旁椅、松盖被、放妥平车。

②养老护理员甲、乙、丙三人站在床边，将老人双手置于腹上，协助其移到床沿。

③甲一手臂托住老人头、颈、肩部，另一手臂置老人胸、背部；乙一手臂托住老人腰部，另一手臂置于老人臀下；丙一手臂托住老人腘窝处，另一手臂置老人小腿处。

④中间一人喊口令，三人同时托起老人使其身体向养老护理员倾斜，同时移步走向平车，将老人轻放于平车上。

第一节
体位转移和安全移动

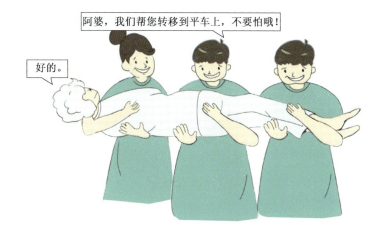

注意事项：

（1）搬运时，动作轻稳，协调一致，尽量使老人的身体靠近养老护理员。

（2）推车时，养老护理员站在老人头侧，便于观察病情，注意老人的面色、呼吸及脉搏的变化。

（3）平车上下坡时，车速要适宜，老人头部应在高处一端，进出门时，不可用车撞门，以免引起不适。

（4）搬运老人前后，应当固定好各种导管，防止脱落，如为骨折病人，应先在车上垫木板，并固定好骨折部位。

（5）冬季应注意保暖。

三、翻身叩背排痰法

目的： 协助老人排痰，防止坠积性肺炎。

要求： 鼓励老人主动咳嗽，有利于痰液排出。

操作程序：

1. 用物准备：2个软枕（大小各1个）、纸巾、痰盂。

2. 流程：

（1）为老人翻身后，掀开背部棉被，暴露背部，养老护理员一手扶助老人身体（保持体位稳定），另一手呈空杯状，顺着肺叶开口方向叩拍背部数次。

（2）操作后将老人衣服整理平整，将大枕头放于老人背部（支撑身体），小枕头置于老人颈部凹陷处，协助老人盖好被子，整理用物与床铺，开窗通风，洗手，记录。

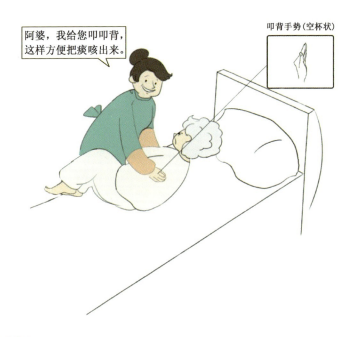

注意事项：

（1）叩背宜在餐前30分钟和餐后2小时进行。

（2）老人可取侧卧位或坐位，叩背前要将老人的支撑点安置妥当，并在叩击部位垫薄毛巾，防止用力叩击损伤老人皮肤。

（3）叩背前操作者先将五指并拢，微弯曲手指，使手背隆起呈空杯状，再叩击老人的背部。

（4）叩拍时先从老人后背部的肺底向上叩击至肩下。每次叩击的部位要与上一次的部位重叠1/3，不可遗漏（如下图）。

（5）叩背时先从老人背部边缘向中间叩击，叩完一侧后再叩击另一侧，每侧叩击次数至少三遍，频率在120~130次/分。

（6）叩背的力度要适宜，过轻不能使痰液顺利排出，过重则会造成损伤。

（7）叩背时注意位置要准确，不能叩在肾区和脊柱上。

（8）如痰液黏稠不易咳出，可选择稀释痰液的方法，如做雾化吸入、蒸汽吸入等以协助老人咳痰。

（9）操作中随时注意老人身体的保暖，以防老人受凉。

（10）为老人翻身时注意动作协调、轻稳。

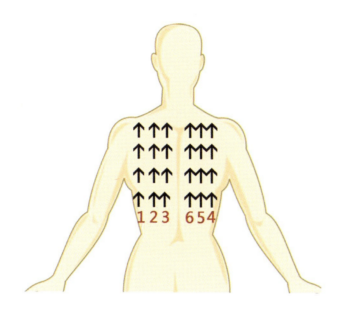

四、压疮预防措施

目的： 防止压疮产生。

操作程序：

1. 用物准备：多个枕头。

2. 流程：

（1）预防压疮的观察要点。

① 根据老人不同的卧位，重点察看骨突出和受压部位的皮肤情况，如潮湿、压红、压红消退时间，以及水疱、破溃、感染等。

② 了解老人皮肤营养状况，如皮肤弹性、颜色、温度、感觉等。

③ 了解老人躯体活动能力，如有无肢体活动障碍、意识状态。

④ 了解老人全身状态，如有无发热、消瘦或者肥胖、昏迷或者躁动、年老体

弱、大小便失禁、水肿等。上述状态是老人发生压疮的高危因素。

（2）避免局部组织长期受压。

① 应鼓励、协助长期卧床的老人常翻身，更换体位，使骨骼突出部位交替地减轻压迫。

② 对活动能力受限或卧床的老人，要采取定时被动变换体位，每2小时1次。

③ 受压皮肤在解除压力30分钟后，压红不消退者，缩短翻身时间。

④ 翻身时尽量将老人身体抬起，避免拖、拉、推等动作，以防擦伤皮肤。

⑤ 对于长期卧床的老人，可使用交替式充气床垫（压疮垫），使身体受压部位交替着力，从而延长翻身间隔时间，一般情况下每4小时翻身一次。

⑥ 减少老人局部受压。骨突处皮肤局部减压，如使用透明贴膜保护。

⑦ 保护骨隆突处和支持身体空隙，老人体位安置妥当后，可在身体空隙处垫软枕或海绵垫，酌情在骨隆突处和易受压部位垫橡胶气圈、棉圈、水袋，使受压部位悬空，以避免局部受压。使用气圈时，应充气1/2~2/3满度，套上布套，布套应平整无折，气门向下放于两腿之间，以免压迫局部组织。水肿和肥胖者不宜使用气圈。因局部压力重，用气圈反而影响血液循环，妨碍汗液蒸发而刺激皮肤。可选其他支持物。

⑧ 可使用交替充气式床垫、水褥、翻身床等。

⑨ 使用石膏、夹板或其他矫形器械者，衬垫应松紧适度（松则易移动，起不到固定作用，紧则影响血液循环）。

（3）避免局部皮肤受潮湿等刺激。

① 保持床铺清洁、平整、无皱折、干燥、无碎屑。

② 有大小便失禁、呕吐、出汗者，应及时擦洗干净，衣服、被单及时更换。

③ 伤口若有分泌物，要及时更换敷料。

④ 不可让老人直接卧于橡皮单上。

⑤ 使用便器时，应选择无破损便器，抬起老人腰骶部，不要强塞硬拉。必要时在便器边缘垫上纸或布垫，以防擦伤皮肤。

⑥ 保持皮肤清洁，每日用温水清洗皮肤，保持清洁。

⑦ 大小便后清洗局部，清洗时不要应用刺激性大的碱性肥皂，可清水或弱酸性的沐浴露，最好采用冲洗的方法，不要用力揉搓。对于大小便失禁的老

人,局部要及时清洗,肛周涂油剂保护。

⑧ 加强护肤柔润度,清洗后皮肤可涂擦润肤乳液预防干燥。皮肤有较好的柔润度可抵御摩擦力和压力。清洁后的皮肤不要使用粉剂,避免出汗后堵塞毛孔。

(4) 改善营养状况。

根据老人的具体情况,如无因病情的饮食禁忌,应注意全身营养。给予高蛋白、高维生素膳食。注意老人饮食照料,以促进老人的食欲,增加营养摄入。

第二节 为老人穿脱(更换)衣裤

一、协助老人更换开襟上衣

目的: 保持老人的清洁、舒适。

操作程序:

1. 用物准备:干净的开襟上衣、大毛巾、椅子。

2. 环境准备:关闭门窗,调节室温至 22℃~26℃,播放老人喜欢的音乐(播放前先询问老人)。

3. 流程:

(1) 评估:根据专业医护人员的评估结果,确定老人的关节活动度。

(2) 与老人沟通,需换干净的衣服,必须征得老人的同意。

(3) 协助老人更换开襟上衣的方法如下:

① 询问老人想穿的衣服,并将衣服放置在床边的椅子上。

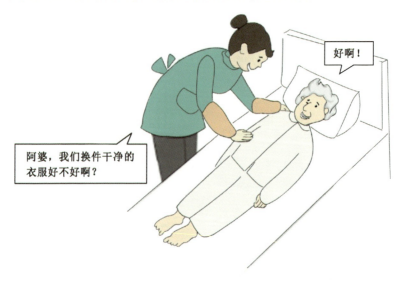

第二节 为老人穿脱(更换)衣裤

② 把床摇起或是扶老人坐起,有床栏的要拉起床栏。
③ 安置老人于端坐位,背后垫枕头,保持躯干平衡。

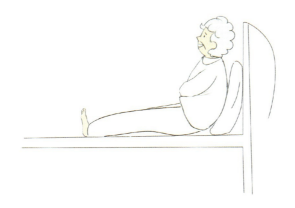

④ 解开扣子或拉开拉链,如为贴身衣服,用大毛巾包裹老人裸露部位。
⑤ 养老护理员在床边与老人面对面坐下或站立。
⑥ 协助老人先脱下靠近养老护理员近侧脏衣袖,并穿好干净的衣袖。
⑦ 协助老人身体前倾,靠在养老护理员肩上,养老护理员用上身支撑老人重量。
⑧ 将脏衣服脱至远侧肩部,将干净的衣服从老人背后拉至远侧肩部。
⑨ 安置老人靠在枕头上,保持躯干平衡。
⑩ 协助老人脱下远侧脏衣袖,穿好干净的衣袖。
⑪ 为老人扣好扣子或拉好拉链,撤去大毛巾。
⑫ 帮助老人整理衣服,安置老人于舒适位。
(4) 整理环境,将换下的脏衣服送洗或清洗。

二、协助老人更换裤子

目的:保持老人的清洁、舒适。
操作程序:
1. 用物准备:干净的裤子、大毛巾、椅子。
2. 环境准备:关闭门窗,调节室温至22℃~26℃,根据老人喜好播放音乐。
3. 流程:
(1) 评估:根据专业医护人员的评估结果,确定老人的关节活动度。

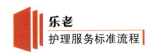

(2) 与老人沟通,需换干净的裤子,必须征得老人的同意。

(3) 协助老人更换裤子的方法如下:

① 与老人说明情况,并告知接下来的操作步骤。

② 把床摇起或是扶老人坐起,有床栏的要拉起床栏。

③ 安置老人于端坐位,背后垫枕头,保持躯干平衡。

④ 将大毛巾放置在床边的椅子上,养老护理员在床边与老人面对面坐下。

⑤ 帮助老人松裤腰带,请老人配合。

⑥ 协助老人身体前倾,将老人的头靠在养老护理员的左边肩膀。

⑦ 养老护理员利用上身带着老人躯干向右小幅度倾斜。

⑧ 待老人右边臀部抬离床面时,迅速将裤子脱至大腿根部。

⑨ 养老护理员利用上身带着老人缓慢恢复到端坐位,将老人的头靠在养老护理员的右边肩膀。

⑩ 养老护理员利用上身带着老人躯干向左小幅度倾斜。

⑪ 参照步骤⑧,将老人左侧裤子也脱至大腿根部,并及时用大毛巾遮挡裸露部位。

⑫ 安置老人靠在枕头上,保持躯干平衡,协助老人屈髋屈膝,将膝盖弯曲,脚撑于床面。

⑬ 协助老人把裤子脱下,并将干净的裤子穿进双腿。

⑭ 参照步骤⑥~⑪穿好裤子,及时撤去大毛巾。

⑮ 为老人整理衣裤,系好裤带,安置老人至舒适位。

(4) 整理环境,将换下的脏裤子送洗或清洗。

注意事项:

(1) 给予老人充分的保护,防止跌倒,使老人有安全感。

(2) 更换衣裤时,先脱近侧衣裤再脱远侧衣裤,先脱健侧衣裤再脱患侧衣裤。

(3) 操作过程中与老人多沟通多互动,并询问老人有无不适,如有不适,停止操作,及时处理。

(4) 动作轻稳,避免拖拉。

(5) 操作前注意室温,以22℃~26℃为宜,以防老人受凉。

(6) 避免长时间暴露老人身体,注意保护隐私。

(7) 建议老人选用开襟上衣,选用松紧带的裤子。

(8) 为老人更换衣裤时,建议选用柔软、透气好的合体衣裤,以棉制服装为宜。

第三节 个人清洁

一、清洁口腔

(一) 漱口法(卧床但意识清醒的老人)

目的： 保持老人的清洁、舒适。

操作程序：

1. 用物准备：漱口杯、毛巾、弯盘、水盆(脸盆)、塑料布、润唇膏等。
2. 环境准备：室内环境清洁，温度、湿度适宜。
3. 流程：

(1) 沟通：向老人解释以取得配合。

(2) 摆放体位：协助卧床老人翻身侧卧，面朝养老护理员。

(3) 将头肩用枕头垫高，颌下、前胸、枕旁铺塑料布，将弯盘或小碗置于口角旁。

(4) 协助漱口：水杯内盛接清水至2/3满，递水杯和吸管，叮嘱老人吸水，撤去吸管。

(5) 叮嘱老人闭口，鼓动鳃部(使漱口液在牙缝中流动，使食物残渣从牙缝及口腔各部位冲洗出来)。

(6) 吐漱口水至口角旁弯盘或水盆，反复多次，用毛巾擦干口角旁的水痕，必要时涂润唇膏。

(7) 整理用物，清理床单，放回原处。

注意事项：

(1) 每次含漱口水的量不可过多，避免发生呛咳或误吸。

(2) 卧床老人漱口时，口角垫好毛巾，避免打湿被服。

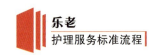

(二) 棉棒擦拭法(意识不清醒的老人)

目的： 保持老人的清洁、舒适。

操作程序：

1. 用物准备：漱口水、大棉棒、毛巾、弯盘、压舌板、润唇膏等。

2. 环境准备：室内环境清洁，温度、湿度适宜。

3. 流程：

(1) 沟通：向老人解释，以取得配合。

(2) 摆放体位：备齐用物，携至床旁，协助老人取平卧位或侧卧位，头朝向养老护理员，抬高头胸部，毛巾铺在老人颌下胸前，弯盘置于口角旁。

(3) 擦拭口腔的方法如下：

① 取一根棉棒，蘸适量漱口水，首先湿润口唇。

② 叮嘱老人牙齿咬合，擦拭牙齿的外侧面(由内向外纵向擦拭至门齿)。

③ 叮嘱老人张开口腔，按擦拭牙齿的上、下内侧面、咬合面→颊部黏膜→上腭→舌面→舌下的顺序擦洗。

④ 叮嘱老人再次张口，检查口腔是否擦拭干净。

⑤ 擦洗完毕，撤去弯盘，用毛巾擦干面部水痕。

(4) 整理用物：撤去用物，整理床单，必要时涂唇膏。

注意事项：

(1) 棉棒蘸水不可过湿，棉棒蘸水后在杯子壁上轻轻按压，以免与牙齿接触后，漱口水挤出流入气管引起呛咳。

(2) 一个棉棒只可使用一次，不可反复蘸取漱口水使用。

(3) 擦拭上颚及舌面时，不要触及咽部，以免引起老人恶心与不适。

(4) 如果老人意识不清，不能给予配合，可使用压舌板帮助老人张口，以便于操作。

(三) 棉球擦拭法(昏迷的老人)

目的： 保持老人的清洁、舒适。

操作程序：

1. 准备用物：生理盐水、棉球、镊子或弯血管钳2把、压舌板、弯盘2个(或

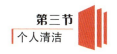

小碗2个)、毛巾、塑料布、润唇膏等。

2. 环境准备：宽敞明亮，温度、湿度适宜。

3. 流程：

(1) 弯盘内盛放数个棉球，倒入生理盐水(以能浸湿棉球为宜)。

(2) 向老人解释，以取得配合。

(3) 协助老人侧卧或头侧向右侧，颈下铺毛巾，弯盘置于口角旁。

(4) 左手持压舌板分开面颊部，右手持手电筒观察口腔黏膜和舌苔情况(观察顺序:唇→齿→颊→腭→舌→咽,有假牙须取下。

(5) 用镊子夹取棉球湿润口唇。

(6) 用弯钳夹持棉球，再用压舌板分开一侧颊部，依次清洁口腔：嘱老人咬合上下牙齿，先擦洗左侧外面，沿牙缝纵向由上至下，由臼齿擦至门牙，同法洗右侧外面。

(7) 叮嘱老人张开上下齿擦洗左侧上下内侧、咬合面。同法擦洗右侧上下内侧、咬合面、上腭及舌面(勿触及咽部,以免引起恶心)，并弧形擦洗两侧颊部黏膜，每擦洗一个部位，更换1个湿棉球。舌苔厚或口腔分泌物过多时，用压舌板包裹纱布擦净分泌物。

(8) 再次观察口腔是否清洗干净，口腔黏膜如有溃疡，可用珠黄散或冰硼散、锡类散、西瓜霜等撒布溃疡处，口唇干裂可涂石蜡油，取下毛巾，整理用物，清洁消毒后备用。

注意事项：

(1) 擦洗时动作要轻，以免损伤口腔黏膜。

(2) 昏迷老人禁忌漱口及注洗，擦洗时棉球不宜过湿，要夹紧，防止遗留在口腔。发现老人喉部痰多时，要及时吸出。

(3) 对长期应用抗生素者应观察口腔黏膜有无霉菌感染。

二、头发的清洁卫生

(一) 床上梳头

目的：保持老人头发整洁。

操作程序：

1. 用物准备：治疗巾、梳子、纸 1 张（包脱落的头发用），必要时准备发夹、橡皮圈或线绳，50％酒精。

2. 环境准备：室内环境清洁，温度、湿度适宜。

3. 流程：

（1）向老人做好解释工作，协助老人抬头，将治疗巾铺于枕头上，将头转向一侧。

（2）取下发夹，将头发从中间分为两股，左手握住一股头发，由发梢梳至发根。

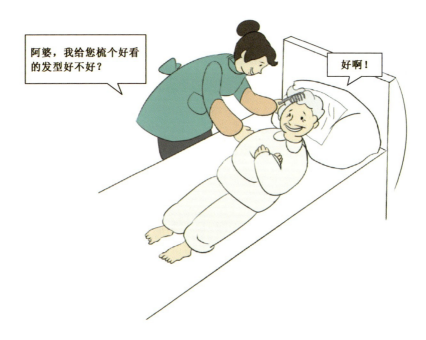

（3）长发或遇有发结时，可将头发绕在食指上，以免拉得太紧，使老人感到疼痛。

（4）头发已纠结成团，可用 50％酒精湿润后再慢慢梳顺。

（5）一侧梳好再梳对侧。长发可编成发辫，用橡皮圈结扎。

（6）取下治疗巾，将脱落的头发缠紧包于纸中，整理用物，归还原位。

注意事项：

（1）梳头动作要轻，不可强拉硬拽，以免造成老人疼痛和头发脱落。

（2）注意老人个人喜好，尊重老人习惯。

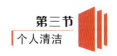

(3) 头发编成发辫的老人每天松开一次,梳理好再编上。

(4) 梳理过程中可用指腹按摩头皮,以促进头部血液循环。

(5) 协助、鼓励老人自行勤梳头,可提供长柄梳子,方便老人梳理。

(二) 床上洗头

目的: 保持老人头发整洁。

操作程序:

1. 准备用物:橡胶单、浴巾、毛巾、别针、眼罩或纱布、耳塞或棉球、量杯、洗发液、梳子、面霜、不锈钢餐杯、水壶内装温热水(略高于体温,以不超过40℃为宜)、脸盆、便盆、污水桶、橡胶管、手消毒液、需要时可备电吹风。橡胶马蹄形卷或自制马蹄形垫。

2. 环境准备:关好门窗,调节室温至24℃~26℃。

3. 流程:

(1) 将用物推到老人床边,操作前向老人解释并询问老人是否需要排便,向老人说明目的,以取得配合。

(2) 围毛巾:松开衣领向内折,毛巾围于颈下,别针固定。

(3) 铺橡胶单:铺橡胶单和浴巾于枕上。

(4) 体位:马蹄形洗头方法如下:

① 协助老人取平卧位,上半身斜向床边,枕垫于老人肩下。

② 置马蹄形垫于老人后颈下,使老人颈部枕于马蹄形垫突起处,头部置于水槽中。

③ 马蹄形下端置于脸盆或污水桶中,防止水倒流。

(5) 保护眼耳:用纱布或眼罩为老人遮盖双眼,用棉球或耳塞塞好双耳,防止操作中水流入眼部和耳部。

(6) 洗发的方法如下:

① 松开头发,温水充分浸湿。确保水温合适(40℃~45℃或适合老人习惯)。

② 取适量的洗发液于掌心,均匀涂抹于头发上,由发际至脑后部反复揉搓,同时用指腹轻轻按摩头皮,促进血液循环。揉搓力度适中,避免用指甲搔抓,以防损伤头皮。

③ 一手抬起头部,另一手洗净脑后头发。温水冲洗头发,直至冲净。

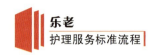

④ 解开别针，用围在颈部的中毛巾包住头发，枕头上垫大毛巾，移到老人头下。

⑤ 取下眼部的纱布和耳内的棉球，用小毛巾擦干老人面部，撤去中毛巾，用大毛巾擦干头发，梳理，涂面霜。

⑥ 恢复舒适体位。

（7）清理所有物品，放回原处，整理床单。

（8）擦去溅在床铺周围地面的水渍，保持地面清洁、干燥。

注意事项：

（1）所用物品一次性备好。

（2）防止洗发水进入眼内、耳内引发不适。

（3）水温适宜，先测水温后冲洗，防止烫伤。

（4）注意室温，动作快捷、轻柔，洗后及时吹干头发，防止着凉。

（5）操作熟练，避免将水溅在床铺、衣服上，保持床单干燥、清洁。

三、床上擦浴

目的： 保持老人身体整洁与舒适。

操作程序：

1. 准备用物：水盆3个（内盛温水40℃～45℃，洗澡盆、洗会阴盆、洗脚盆）、毛巾3块（洗澡巾、洗会阴巾、洗脚巾）、浴巾、浴液、梳子、指甲剪、橡胶单、干净的衣裤、暖水瓶、污水桶等。

2. 环境准备：环境整洁，将室温调节为24℃～26℃，水温调节为40℃左右（手伸进水中不烫手）。关闭门窗，屏风遮挡。

3. 流程：

（1）操作前向老人解释。

（2）携用物至床旁，协助老人靠近养老护理员，取舒适卧位，并保持身体平衡。

（3）盖浴毯：根据病情放平床头及床尾的支架，松开盖被，移至床尾，浴毯遮盖老人。防止洗浴时弄脏或浸湿盖被，保护老人隐私。

（4）将脸盆和浴皂放于床旁桌上，倒入温水约2/3满，试水温。

（5）擦洗面部和颈部的方法如下：

① 将一条浴巾铺于老人枕上，另一条浴巾盖于老人胸部，将毛巾叠成手套

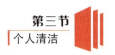

状,包于养老护理员手上。将包好的毛巾放入水中,彻底浸湿。

② 先用温水擦洗老人眼部,由内眦向外,使用毛巾不同部位轻轻擦干眼部。

(6) 询问老人面部擦洗是否使用浴皂。按顺序洗净并擦干前额①、面颊②、鼻翼③、耳后④、下颌⑤直至颈部⑥,如下图所示。

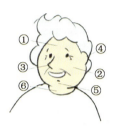

(7) 擦洗上肢和手的方法如下:

① 为老人脱去上衣,盖好浴巾。先脱近侧,后脱远侧。如有肢体外伤或活动障碍,应先脱健侧,后脱患侧。

② 移去近侧上肢浴巾,将浴巾纵向铺于老人上肢下面。

③ 将毛巾涂好浴皂,擦洗老人上肢,从手腕直至腋窝,而后用清水擦净,并用浴巾擦干(从远心端向近心端擦洗)。

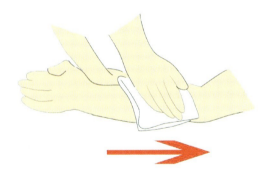

④ 将浴巾对折,放于老人床边,置脸盆于浴巾上。协助老人将手浸于脸盆中,洗净并擦干。根据情况修剪指甲。操作后移至对侧,同法擦洗对侧上肢。

(8) 擦洗胸、腹部的方法如下:

① 根据需要换水,测试水温。

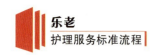

②将浴巾盖于老人胸部并向下折叠至老人脐部。养老护理员一手掀起浴巾一边,用另一边有毛巾的手擦老人胸部。

③擦洗女性老人乳房时应环形用力,注意擦净乳房下皮肤皱褶处。必要时可将乳房抬起以擦洗皱褶处皮肤。

④彻底擦干胸部皮肤。

⑤将浴巾纵向盖于老人胸腹部(可使用两条浴巾),将浴巾向下折叠至会阴部。

⑥养老护理员一手掀起浴巾一边,用另一边有毛巾的手擦老人腹部一侧。同法擦洗腹部另一侧。

⑦彻底擦干腹部皮肤。

(9)擦洗背部的方法如下:

①协助老人取侧卧位,背向养老护理员,将浴巾纵向铺于老人身下。

②将另一浴巾盖于老人肩部和腿部。

③依次擦洗后颈部、背部至臀部。

④进行背部按摩。

⑤转至对侧,擦洗对侧上肢、手部。

⑥协助老人穿好干净的上衣。先穿对侧,后穿近侧;如有肢体外伤或活动障碍,应先穿患侧,后穿健侧。

⑦将浴巾盖于老人胸、腹部,换水。

(10)擦洗下肢、足部及会阴部的方法如下:

①协助老人平卧。

②将浴巾撤至床中线,盖于远端腿部,确保遮盖会阴部。将另一浴巾纵向铺于近侧腿部下面。

③依次擦洗踝部、膝关节、大腿,洗净后彻底擦干。

④养老护理员移至床对侧。将浴巾盖于洗净的腿,同法擦洗近侧腿部。

⑤擦洗后,用浴巾盖好,换水。

⑥移盆于足下,盆下垫浴巾。

⑦一手托起老人小腿部,将足部轻轻置于盆内,浸泡后擦洗足部。根据情况修剪指甲。彻底擦干足部。若足部过于干燥,可使用润肤霜。

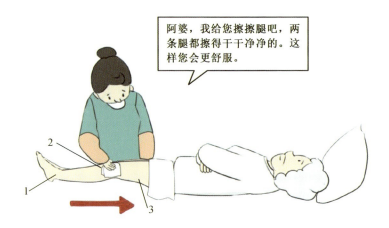

⑧ 用浴巾盖好上肢和胸部,协助老人曲膝仰卧,两腿外展,将橡胶单和中单置于病人臀下,对侧下肢用盖被盖好,用另一浴巾盖好近侧下肢,擦洗会阴部。

⑨ 协助老人穿好干净的裤子。

注意事项:

(1) 注意保暖,控制室温,随时调节水温等。

(2) 动作要轻,减少翻动次数,15~30分钟完成擦浴。

(3) 注意观察老人的身体状况,如有不适,停止擦浴,及时处理。

(4) 注意保护隐私。

(5) 洗脸、洗脚、洗会阴的毛巾和盆具要分开使用。

(6) 能活动的老人尽量采取淋浴的方式,有条件可使用沐浴床。

(7) 洗后涂润肤霜,预防皮肤瘙痒。

第四节 室内卫生

卧床老人更换被服

目的：保持床铺整洁，保证老人舒适。

操作程序：

1. 用物准备：床刷、布套（消毒液浸泡后拧至半干）、干净的大单、被罩、枕套，必要时备干净的衣裤。

2. 环境准备：关闭门窗，冬季调节室温至 22℃～26℃。

3. 流程：

（1）帮助卧床老人更换床单前，先协助老人如厕，关好门窗，拉好窗帘。

（2）更换床单前，先向老人解释，移开床旁桌，将床旁椅放于床尾。

（3）将物品携至床旁，按使用顺序码（上层床单，中层被罩，下层枕套）放在床尾椅子上。

（4）更换床单的方法如下：

① 养老护理员站在床的右侧，放下近侧床栏，松开被尾及大单，一手托起老人头部，另一手将枕头平移向床的左侧，协助老人翻身侧卧至床的左侧（背向养老护理员），盖好被子，并拉上对侧床挡。

第四节 室内卫生

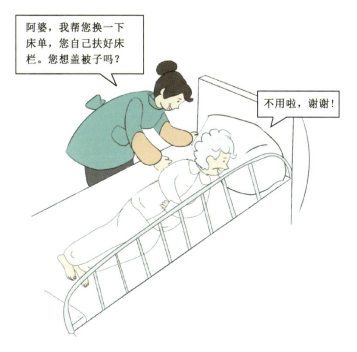

② 从床头至床尾,松开近侧床单,将床单向上卷起直至入老人身下(床单污染面向上内卷),清扫褥垫上的渣屑(清扫原则:自床头至床尾;自床中线至床外缘)。

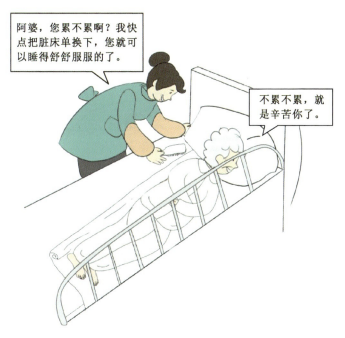

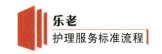

③ 取干净的大单,大单的中线对齐病床中线,展开大单,将近侧大单向近侧下拉散开,将对侧大单内折后卷至床中线,塞于老人身下。床头做角,床尾做角,并将近侧床单边缘塞于床垫下。

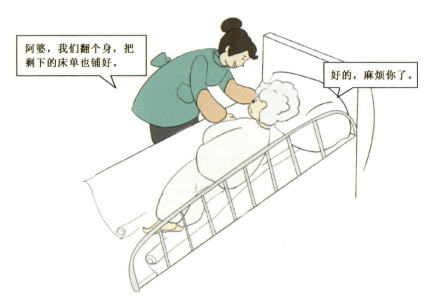

④ 养老护理员转至床对侧,松开床单,将床单向上卷起,将大单自床头内卷至床尾处,取出污大单,放入污衣袋内。

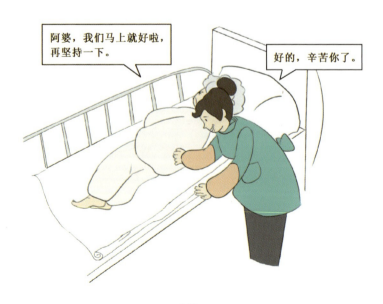

⑤ 清扫褥垫上的渣屑(方法同前),撤下刷套,放在工作车下层。

⑥ 拉平老人身下的清洁床单,平整铺于床褥上,方法同前。协助老人平卧于床中线上。将枕头移向床头中间,盖好被子。

(5) 更换被套的方法如下:

① 将被套平铺于盖被上,自污被套内将棉胎取出,装入清洁被套内,撤出污被套,放入污衣袋内。

② 将棉胎展平,系好被套尾端开口的系带。

③ 折被筒,床尾余下部分平整塞于床垫下。

(6) 更换枕套的方法如下:

① 一手托起老人头部,另一手撤出枕头,在床尾更换枕套,整理枕头至蓬松。

② 同法将枕头放回老人头下,枕套开口应背门。

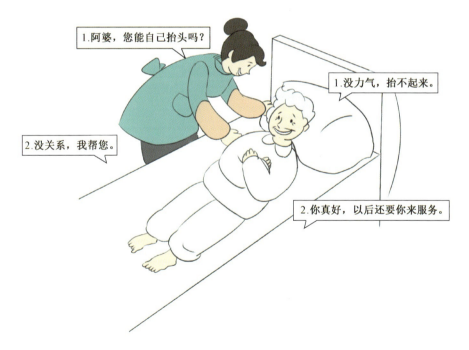

(7) 整理用物的方法如下:

① 养老护理员开窗通风,洗净双手。将更换下的被服统一洗涤、消毒。

② 使用过的床刷套集中使用含氯消毒剂浸泡 30 分钟,清洗晾干备用。

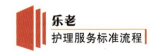

注意事项:

(1) 协助老人翻身侧卧时,应注意老人的安全,防止发生坠床。

(2) 注意保暖,保护老人的隐私,必要时使用床挡。

(3) 扫床时,每扫一刷要重叠上一刷的1/3,避免遗漏渣屑。

(4) 一床一刷套,不可重复交叉使用。

(5) 更换被罩时,避免遮住老人口鼻。

(6) 老人身上如有鼻饲管、导尿管等导管时,要先固定好导管,防止脱落。

第五节 饮食照料

一、协助老人进食(不能下床的老人)

不能下床的老人采取坐位或半坐位,背后用棉被、软枕固定再进餐。

对坐起有困难的老人,用软枕或者摇高床头 30°～50°;对于不能抬高上半身的老人,应采取侧卧位或头向前倾。

目的: 促进老人摄入食物,保证营养均衡。

操作程序:

1. 用物准备:餐饮具(碗、筷、汤匙)、不同种类食物,餐巾、小毛巾、抹布、跨床小桌等。

2. 环境准备:环境清新、整洁,餐桌和餐具清洁。

3. 程序:

(1) 进食前询问并协助老人洗手,漱口清洁口腔。

(2) 视老人身体情况取合适位置及姿势。

(3) 床上摆放小餐桌。

(4) 颈下、胸前围餐巾。

(5) 手边放干净的湿毛巾。

(6) 将食物和餐具摆放在合适的位置。

(7) 鼓励老人自己进餐,必要时在旁协助进食。

(8) 餐后协助老人洗手、漱口。

(9) 整理用物。

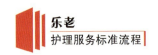

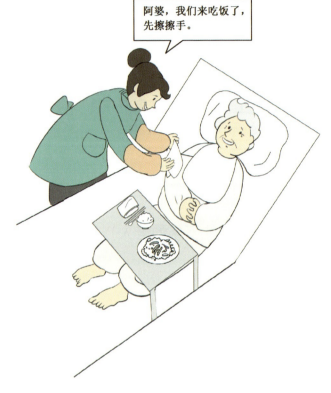

注意事项：

（1）尽量取坐位或半坐位进食。

（2）卧床老人头偏向一侧，喂食时以汤匙的1/3食物为宜。

（3）偏瘫老人进食需要采取侧卧位时，头部不要向后仰，以防老人发生呛咳。

（4）进食速度应缓慢，进餐应少量多餐，每天5～6餐。

（5）进食过程中随时擦净老人嘴巴周围的残留物。

（6）喂食速度视老人情况而定。

（7）对视力障碍的老人，进餐前应告知食物名称，摆放位置；对鱼类食物应将鱼刺去掉。

二、协助老人进食（吞咽困难的老人）

目的： 促进老人摄入食物，保证营养均衡。

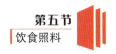

操作程序：

1. 用物准备：餐饮具（碗、筷、汤匙）、不同种类食物，餐巾、小毛巾、抹布等。
2. 环境准备：环境清新、整洁、餐桌和餐具清洁。
3. 程序：

（1）向老人解释。

（2）协助老人饭前洗手。

（3）视老人身体情况取合适位置及姿势。

（4）颈下、胸前围餐巾，手边放干净的湿毛巾。

（5）将食物和餐具摆放在合适的位置。

（6）先协助老人饮用适量温水，湿润口腔。

（7）主动介绍本餐的主食和副食。

（8）协助老人进食适量固体食物，再协助老人进食流质食物。

（9）鼓励老人吞咽。

（10）餐后协助老人洗手、漱口。

（11）整理用物。

注意事项：

（1）不宜选择圆形、滑溜或带黏性的食物。

（2）食物应去骨、切细、煮软，必要时将食物用粉碎机打成糊状。

（3）取坐位、半卧位（30°）并低头能减少误吸。

（4）前一口吞咽完成之后再进食下一口，避免2次食物重叠入口的现象。

（5）老人进食时不要分散其注意力。

（6）进食后维持半卧位或坐位30分钟，以免引起食物返流，造成肺炎、窒息。

（7）喂食工具的选择：宜用薄而小的勺子从健侧喂食，尽量把食物放在舌根部。

（8）对老人进行多次吞咽功能评估。

（9）叮嘱老人进餐后不能立即平卧，应保持进餐体位30分钟后再卧床休息。

三、协助老人饮水（不能下床的老人）

目的：保证老人每日饮水量1 000～1 500毫升。

操作程序：

1. 用物准备：水杯、吸管、饮料、餐巾、小毛巾、抹布等。
2. 环境准备：环境清新、整齐，水杯清洁。
3. 程序：

（1）将用物携至老人处，向老人解释，取得合作。

（2）协助老人取坐位或半坐位。取侧卧或平卧者头偏向一侧并稍抬高，给予一定的支撑。

（3）将小毛巾围于老人颔下，以保护衣服和床单不被打湿。

（4）将盛好水的水杯递给老人（或用吸管）。

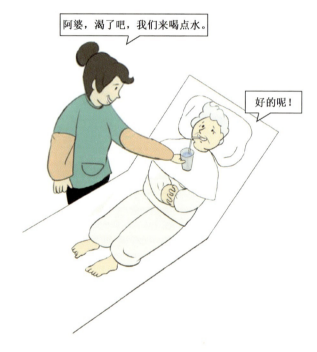

（5）随时擦去老人口角旁水渍。

（6）撤去用物。

（7）观察并询问老人有无不适。叮嘱老人尽量保持饮水体位10分钟。

注意事项：

（1）多次缓慢地喝，不能一次大量快速饮水。

（2）饭后不能马上饮水。

(3) 老人清晨起床后,先饮一杯水。

(4) 每日饮水 1 000~1 500 毫升。

四、协助老人饮水(吞咽有困难的老人)

目的:保证老人每日饮水量。

操作程序:

1. 用物准备:水杯、吸管、饮料、餐巾、小毛巾、抹布等。

2. 环境准备:环境清新、整洁、水杯清洁。

3. 程序:

(1) 将用物携至老人处,向老人解释,取得合作。

(2) 协助老人取坐位或半坐位。取侧卧或平卧者,头偏向一侧并稍抬高,给予一定的支撑。

(3) 将小毛巾围于老人颌下,以保护衣服和床单不被打湿。

(4) 用汤匙(或用吸管)喂水。

(5) 将水送入口腔一侧。

(6) 随时擦去老人口角旁水渍。

(7) 撤去用物。

(8) 观察并询问老人有无不适。叮嘱老人尽量保持饮水体位 10 分钟。

注意事项:

(1) 饮料温度合适,特别在使用吸管时,要防止烫伤。

(2) 每日饮水 1 000~1 500 毫升。

第六节 排泄照料

一、帮助卧床老人在床上使用便盆

操作程序：

1. 物品准备：便盆、一次性护理垫、卫生纸、屏风，必要时备温水、水盆、毛巾。
2. 环境准备：环境整洁、温湿度适宜、关闭门窗，必要时遮挡屏风。
3. 流程：

(1) 沟通：询问老人是否有便意，提醒老人定时排便。

(2) 放置便盆：

① 平卧位放置便盆法：

a. 养老护理员协助老人取平卧位。

b. 掀开下身盖被折向远侧，协助其脱下裤子至膝部。

c. 叮嘱老人配合屈膝抬高臀部，同时一手托起老人的腰骶部，另一手将一次性护理垫垫于老人的臀下。

第六节
排泄照料

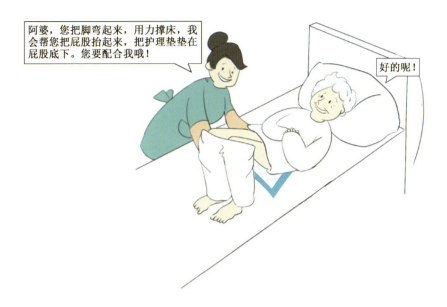

d. 再次要求老人配合屈膝抬高臀部,同时一只手托起老人的腰骶部,另一只手将便盆放置于老人的臀下(便盆窄口朝向足部)。

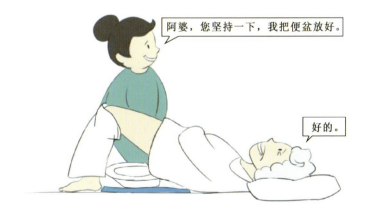

e. 为防止老人排尿溅湿盖被,可在会阴上部覆盖一张一次性护理垫。

f. 为老人盖好盖被。

② 侧卧位放置便盆法:

a. 养老护理员将老人裤子脱至膝部,双手扶住老人的肩部及髋部,翻转身

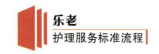

体,使老人面向自己,呈侧卧位。

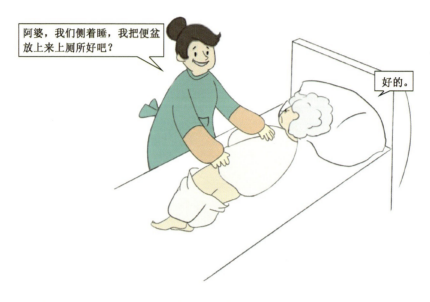

b. 掀开下身盖被折向自己一侧,暴露臀部,将一次性护理垫垫于老人腰及臀下。

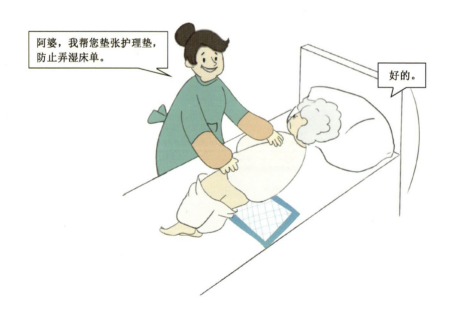

c. 再将便盆扣于老人臀部（便盆窄口朝向足部），协助老人恢复平卧位。

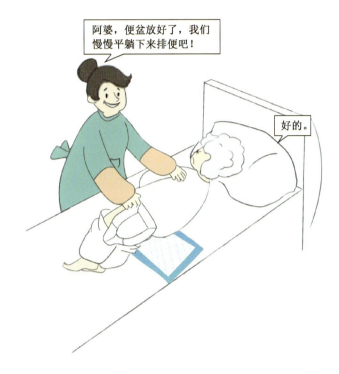

d. 为防止老人排尿溅湿盖被，在会阴上覆盖一张一次性护理垫。

e. 为老人盖好盖被。

（3）撤去便盆：老人排便后，养老护理员一手扶稳便盆一侧，另一手协助老人侧卧，取出便盆放于地上。取卫生纸为老人擦净肛门。必要时用温水清洗肛门及会阴部并擦干。撤去一次性护理垫。

（4）整理：协助老人取舒适卧位，穿好裤子，整理床单。必要时协助老人洗手。开窗通风。观察、倾倒粪便。冲洗消毒便盆，晾干备用。

注意事项：

（1）使用便盆前检查便盆是否洁净完好。

（2）协助老人排便，避免长时间暴露老人的身体，导致老人受凉。

（3）便盆及时倾倒并清洗消毒，避免污渍附着。

（4）为老人旋转便盆时不可硬塞，以免损伤其皮肤。

（5）如粪便有异样情况，应及时汇报上级。

二、帮助便秘老人排便法（开塞露使用方法）

操作程序：

1. 物品准备：开塞露、剪刀、卫生纸、便盆、一次性尿垫，必要时备屏风。
2. 环境准备：环境整洁、温湿度适宜、关闭门窗，必要时遮挡屏风。
3. 流程：

（1）沟通：养老护理员向老人说明操作方法、目的，消除其紧张、恐惧心理，以取得信任。

（2）摆放体位：养老护理员协助老人将裤子脱至膝部，取侧卧位，臀部靠近床边，臀下垫一次性护理垫。

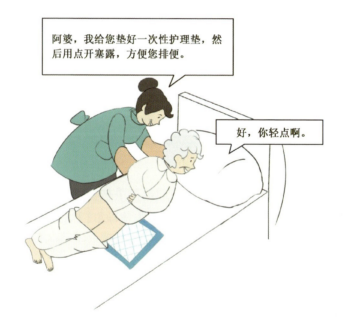

（3）注入药液的方法如下：

① 养老护理员拧开开塞露的盖帽。

② 右手持开塞露塑料壳球部，挤出少量药液于卫生纸上，润滑开塞露前端及肛门口。

③ 左手分开老人臀部，再将右手中的开塞露细管部分沿直肠壁插入肛

门内。

④ 叮嘱老人深吸气，用力挤压开塞露塑料壳球部，将药液全部挤入肛门内。

⑤ 退出开塞露塑壳，为老人擦净肛门处，叮嘱老人保持体位10分钟后再自行排便。

⑥ 老人主诉有便意时，指导其深呼吸，提肛（收紧肛门）。

⑦ 10分钟后养老护理员协助老人排便。

（4）整理记录：整理床单，洗手。记录使用开塞露的量及排便情况（量及次数）。

注意事项：

（1）使用开塞露前，检查开塞露前端是否圆润光滑，以免损伤肛门周围组织。

（2）患有痔疮的老人使用开塞露时，操作应轻缓并充分润滑。

（3）对本品过敏者禁用，过敏体质慎用。

（4）开塞露不可长期使用，以免耐受而失去作用。

三、人工取便法

人工取便法适用于老人身体虚弱，腹部肌肉无力，发生顽固性便秘或粪便嵌顿时。在使用各种通便的方法无效时，可采用人工取便法。

操作程序：

1. 用物准备：指套或橡胶手套、润滑油、卫生纸、便盆、尿布、热水、水盆等。
2. 环境准备：温度适宜、关闭门窗、无对流风。
3. 流程：

（1）向老人解释人工取便的方法，征得老人的同意后进行操作。

（2）在老人臀下铺好尿布，右手戴好指套（或手套），食指涂润滑油。

（3）按压老人肛门边缘，嘱咐老人做深呼吸，放松腹肌（待肛门松弛时），手指轻柔插入肛门内，触及干硬粪块后，沿着直肠内壁一侧轻轻抠出，由浅入深地取出嵌顿的粪便。

（4）脱下手套，用温水洗净老人肛门，用干净的热毛巾热敷肛门周围20～30分钟。

（5）协助老人穿裤，整理物品。洗净双手，记录排便情况。

注意事项：

（1）不能使用器械掏取粪便，以免误伤直肠黏膜。

（2）取便过程中，注意观察老人的表现，如发现其面色苍白、出冷汗、疲倦等反应，应立即暂停，休息片刻后再操作。

（3）取便后热敷肛门周围皮肤，以便促进括约肌的回缩。

参 考 文 献

［1］李小鹰.中华老年医学[M].北京:人民卫生出版社,2016.
［2］劳动和社会保障部教材办公室组织.养老护理员(初级 中级)[M].北京:中国劳动社会保障出版社,2006.
［3］劳动和社会保障部教材办公室组织.养老护理员(基础知识)[M].北京:中国劳动社会保障出版社,2006.
［4］汪耀.实用老年病学[M].北京:人民卫生出版社,2014.
［5］化前珍.老年护理学[M].第3版.北京:人民卫生出版社,2012.
［7］李乐之,路潜.外科护理学[M].第5版.北京:人民卫生出版社,2014.
［8］尤黎明,吴瑛.内科护理学[M].第5版.北京:人民卫生出版社,2012.
［9］李赞,老人心理呵护之祥和注视[J].家庭服务,2016(08):49-51.